DOCTEUR SOLEIL

apprendre à se DETOXIQUER

EDITIONS SOLEIL
GENEVE

Chez le même éditeur :

— APPRENDRE A SE NOURRIR - Dr Soleil.
— APPRENDRE A MASSER LES PIEDS - Dr Soleil.
— LA POLARITÉ, VOS MAINS GUÉRISSENT - Richard Gordon.
— TECHNIQUES DE VISUALISATION CRÉATRICE - Shakti Gawain.
— L'INCORRIGIBLE OPTIMISTE - E. Bordeaux-Szekely.
— VAINCRE PAR LA SOPHROLOGIE - R. Abrezol.
— VIVRE AVEC LES FLEURS - Marie Angel.
— VIVRE EN HARMONIE AVEC L'UNIVERS - E. Bordeaux-Szekely.
— GRAINES GERMÉES - JEUNES POUSSES - Dr Soleil.
— UTILISE CE QUE TU ES - Fun-Chang.
— LA VIE BIOGÉNIQUE - E. Bordeaux-Szekely.
— VIANDE ET SANTÉ - J. Scharffenberg.
— SAUVÉE DE LA FOLIE - Divaldo Pereira.
— APPRENDRE A MIEUX VOIR - Dr Soleil et M. Brofman.
— QUE FAIRE? - Aide-mémoire pour les petits maux de la vie quotidienne - Dr Soleil.
— L'OCÉAN INTÉRIEUR - O. Clerc.
— VACCINER NOS ENFANTS? - Dr Françoise Berthoud.
— ALIMENTATION DE L'ENFANT - Dr Françoise Berthoud.
— LE GUERRIER PACIFIQUE - Dan Millman.
— AIMER, C'EST SE LIBÉRER DE LA PEUR - Gérald Jampolsky.
— RIRE C'EST LA SANTÉ - Dr Samuze.
— JARDINER AU NATUREL - Ariane Asseo.

Catalogue sur demande.

Illustrations : Anja Bell

Première édition 1984
Deuxième édition 1985
Troisième édition 1986

38, ch. du Bois-des-Arts
CH-1225 Chêne-Bourg, Genève

ISBN : 2-88058-019-6

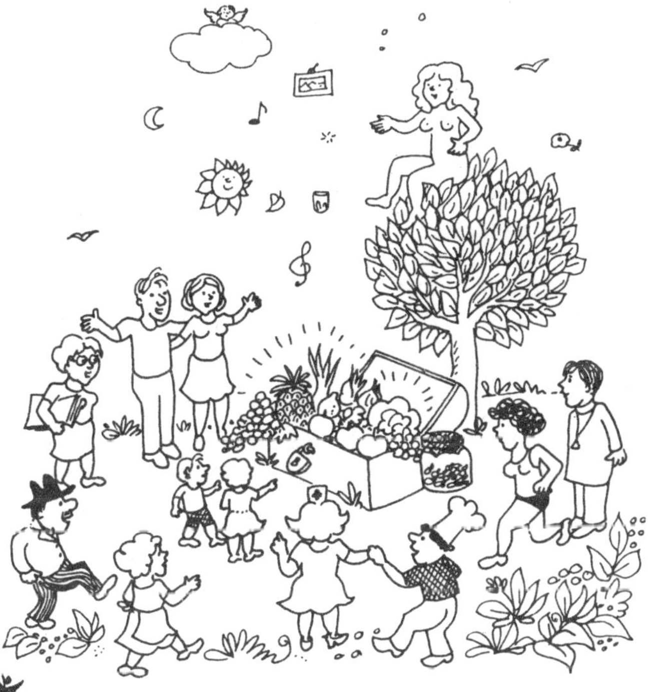

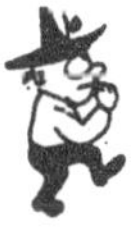

Le Docteur Soleil est une équipe pluri-disciplinaire comprenant des médecins, des scientifiques et des personnes représentant de nombreuses professions. Elles ont en commun le désir de faire connaître des méthodes de santé développant l'équilibre et l'indépendance individuels.

LES ÉDITIONS SOLEIL

Les Editions Soleil proposent au public le fruit d'un travail d'équipe. Au sein de la Fondation Soleil, spécialisée dans la pédagogie de la santé, des gens de tous horizons professionnels mettent en commun leur expérience dans le domaine de la santé pour proposer des moyens pratiques à la portée de chacun.

Toutes les méthodes — qu'elles soient issues de la médecine orthodoxe, des médecines douces, des traditions anciennes ou des moyens naturels propres à chaque pays du monde — sont complémentaires. Il appartient à ceux qui veulent devenir les artisans de leur santé, de faire des expériences personnelles progressives, de découvrir que le bien-être peut s'acquérir facilement et agréablement.

Les bénéfices des Editions Soleil sont versés à la Fondation Soleil pour la soutenir dans la poursuite de ses buts.

PARTIR A LA DÉCOUVERTE...

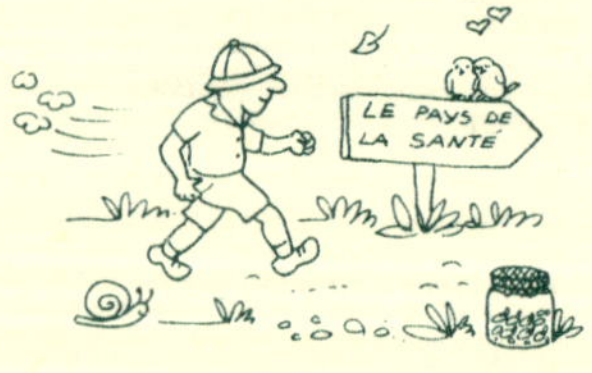

... DE LA SANTÉ

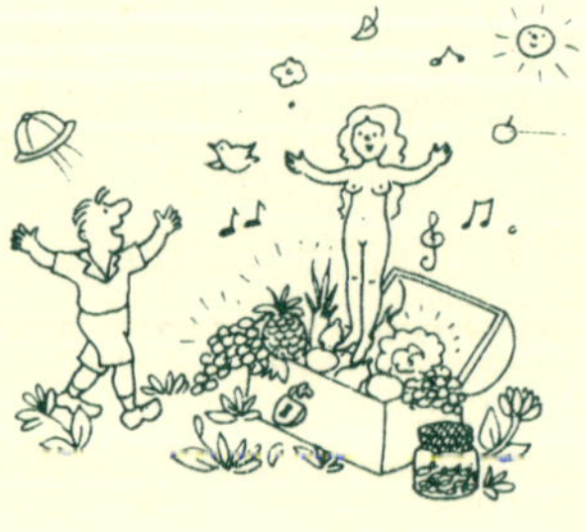

TABLE DES MATIERES

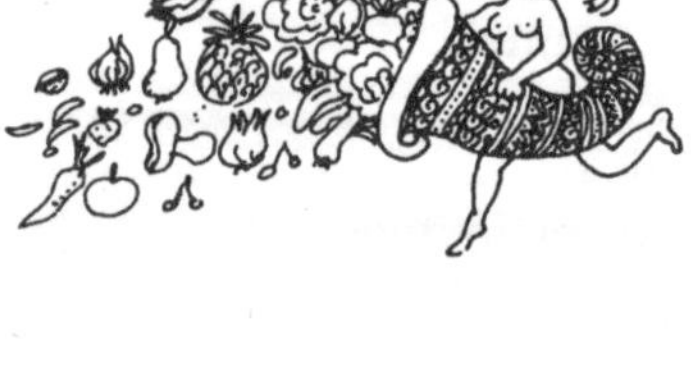

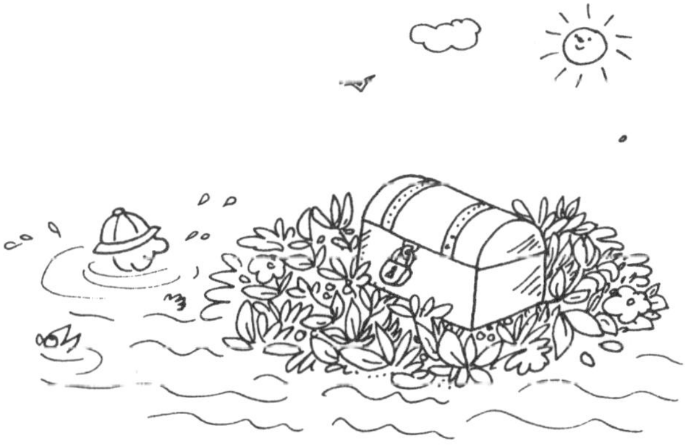

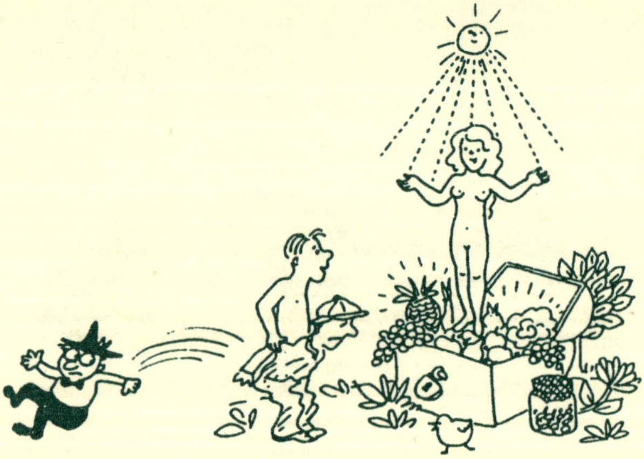

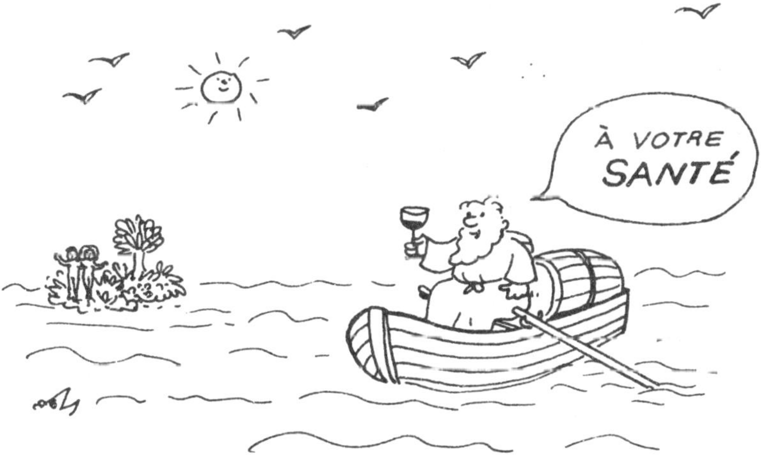
À VOTRE SANTÉ

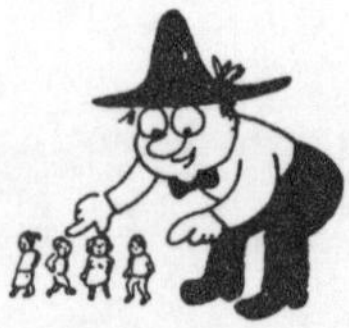

1. INTOXICATION ET MALADIES DE CIVILISATION

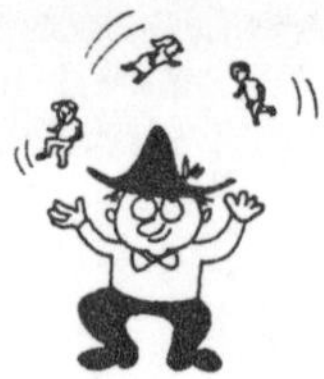

Bien que la pollution augmente dans notre environnement, il est encore possible de rester en forme dans le monde occidental en apprenant à connaître la santé et comment la préserver.

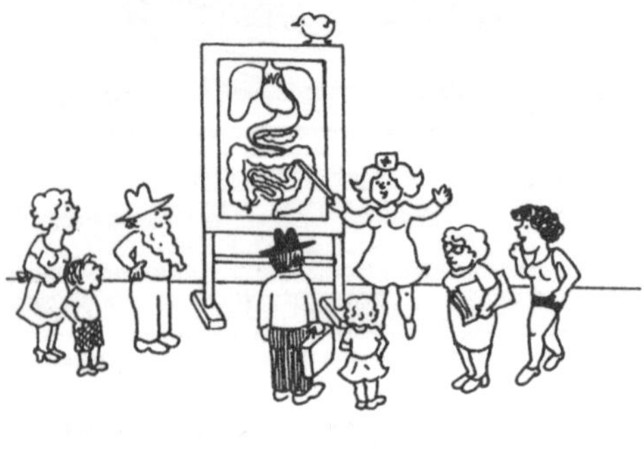

L'équilibre de notre santé dépend en grande partie du bon fonctionnement de nos organes d'élimination (= organes émonctoires). Tant que l'apport de toxines reste dans les limites de notre capacité de détoxication générale, nous faisons l'expérience d'un état de bien-être constant ; mais dès que nous absorbons par l'air, l'eau et les aliments trop de substances dévitalisées ou nocives, nous saturons les processus d'élimination et intoxiquons notre organisme. Des symptômes apparaissent alors, dûs à la surcharge des organes émonctoires et aux efforts du corps pour tenter de se détoxiquer (détoxifier ou désintoxiquer ont, dans le langage courant, la même signification) par d'autres voies. Le métabolisme de notre corps produit des déchets qui doivent être évacués, de même que les toxines ingérées qui s'éliminent par le gros intestin, les reins, le foie, les poumons et la peau.

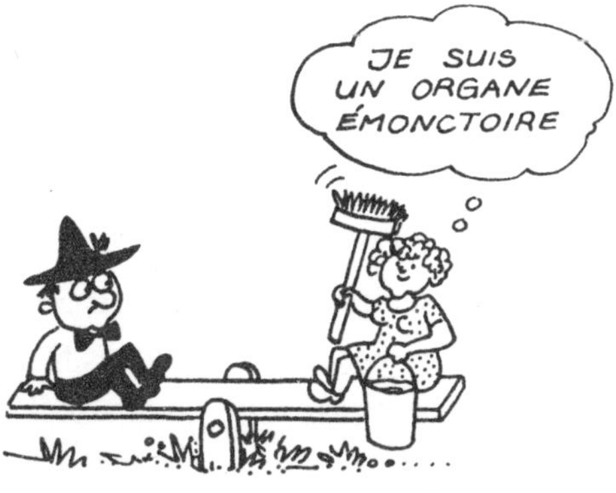

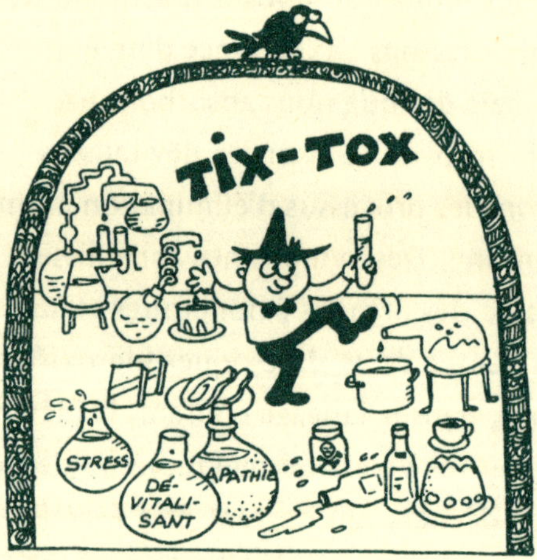

Les tensions de la vie moderne créent un état de stress qui inhibe les fonctions émonctoires et aggrave l'intoxication générale de l'organisme.

Ainsi le mode de vie des sociétés occidentales actuelles, avec ses pollutions et ses tensions psychiques, est la cause d'un état d'intoxication qui engendre des maladies aiguës. Si la surcharge de toxines se prolonge, des maladies chroniques finissent par s'installer.

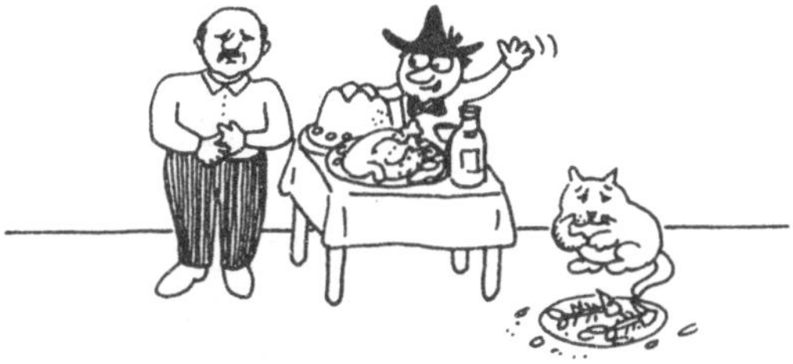

Prenons un exemple : la recherche scientifique a montré un lien direct entre l'excès d'aliments raffinés d'origine animale avec la constipation chronique, qui est un facteur déterminant dans l'apparition de maladies dégénératives du tube digestif. En ne mangeant plus suffisamment de végétaux riches en fibres, vitamines, minéraux, enzymes et substances biologiques naturelles, les Occidentaux «creusent leur tombe avec leurs dents».

En examinant d'une manière générale les deux principales maladies de civilisation qui frappent les habitants des pays industrialisés - à savoir le cancer et les affections cardio-vasculaires - on s'aperçoit que les facteurs principaux qui les favorisent sont les suivants :

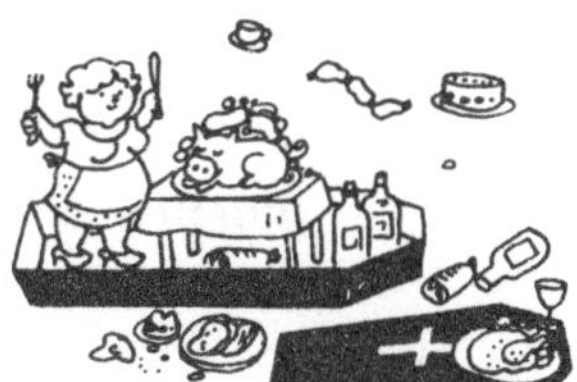

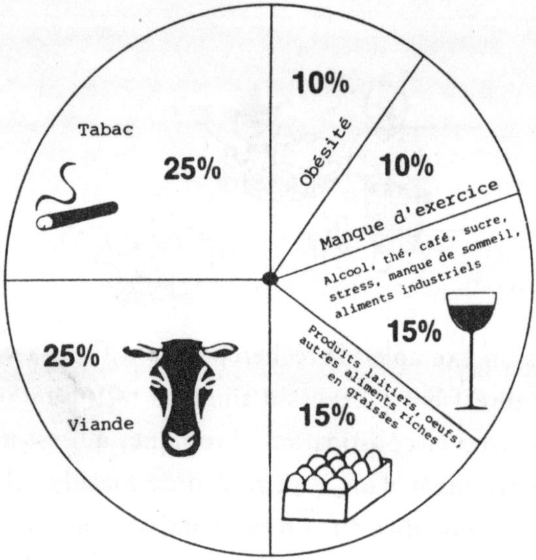

(Ces facteurs ont été déterminés d'après des études faites dans les pays occidentaux sur les habitudes de vie de millions d'individus).

Ainsi 80 % des maladies les plus meurtrières de notre temps sont directement liées à l'ingestion excessive de substances que notre organisme ne peut tolérer qu'occasionnellement ou à faible dose afin que les organes émonctoires aient le temps de les éliminer. (Tabac, viande, œufs, produits laitiers, alcool, thé, café, sucre, aliments dévitalisés). La médecine occidentale du ving-

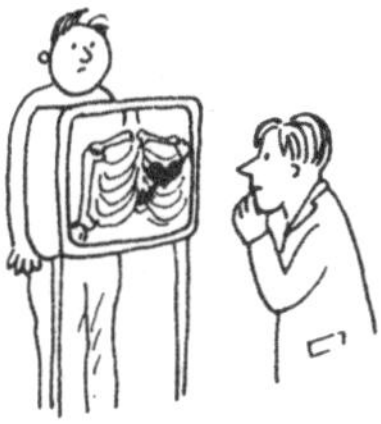

tième siècle s'est surtout orientée vers le diagnostic des maladies et les moyens d'en faire disparaître les symptômes, principalement par des solutions extérieures à l'individu (chirurgie, chimiothérapie, etc.). Mais, dans son étude des troubles, elle s'est éloignée d'une vision globale de l'être humain et du rôle profond de la maladie.

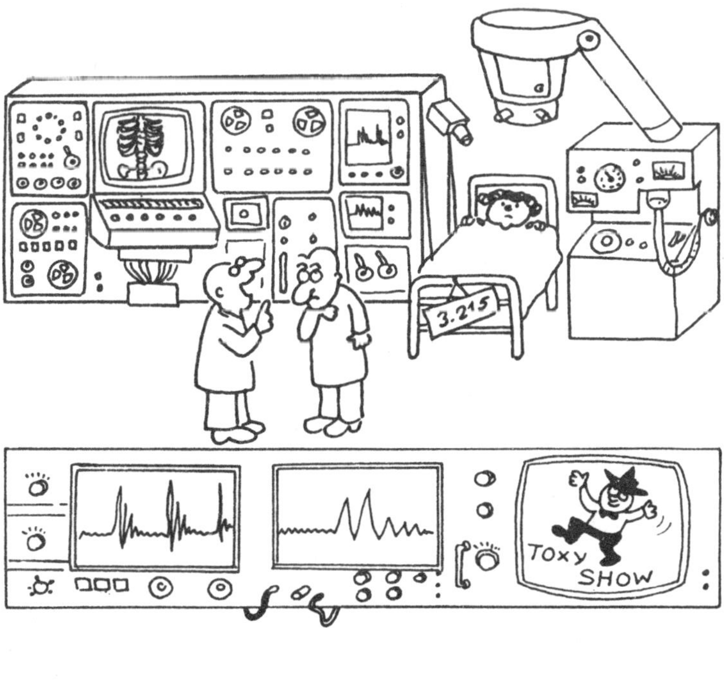

Celle-ci correspond toujours à un effort du corps pour retrouver son équilibre. Plutôt que de «bâillonner» les symptômes, nous pouvons écouter leurs messages et aider notre corps à se guérir lui-même.
Dans cette optique, le plus important n'est pas tellement d'agir au niveau où les toxines déclenchent des troubles, mais plutôt de diminuer le niveau général d'intoxication du corps afin de lui permettre de se nettoyer, de se dépolluer, de se régénérer. Les moyens dont notre organisme dispose pour cela sont d'une extraordinaire puissance. Il est possible à chacun de se libérer de l'esclavage de la maladie pour devenir l'artisan de sa propre santé en apprenant à soutenir les forces de régénération qui sont en lui.

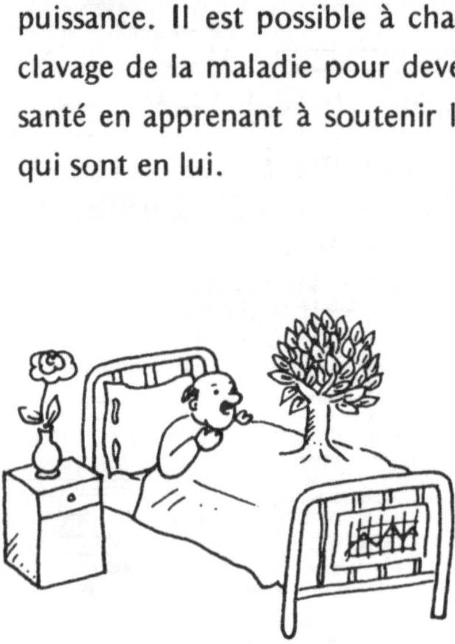

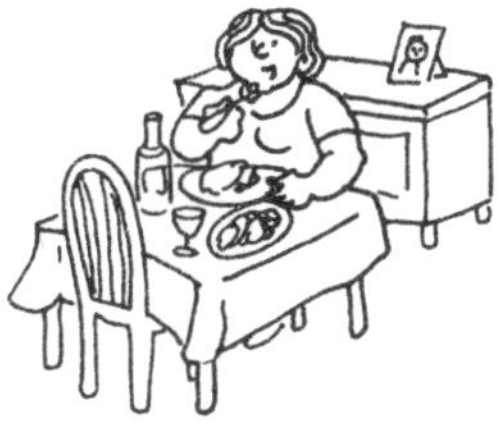

2.

L'INTOXICATION ET SES SYMPTÔMES

Lorsque notre corps est en équilibre, que l'APPORT n'excède pas l'ÉLIMINATION, nous pouvons être MOBILE, vivre sans dogmes ni disciplines rigides... Lorsque l'équilibre se rompt, nous en sommes aussitôt avertis par les symptômes que crée l'intoxication de notre corps.

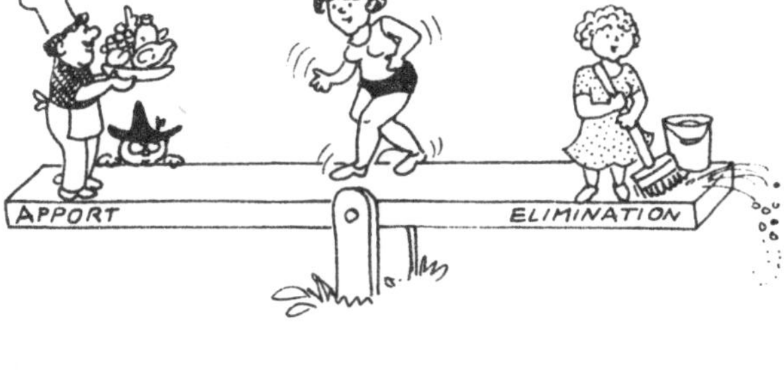

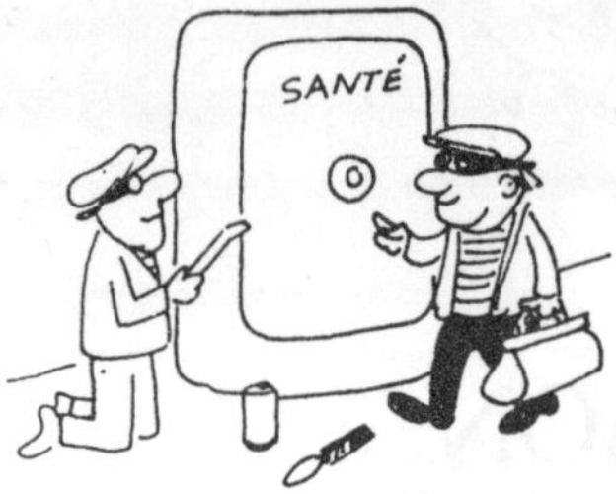

2.1. LES ORGANES D'ÉLIMINATION

Nous disposons de cinq organes principaux d'élimination :

- la peau
- les poumons
- le foie
- les reins
- les intestins

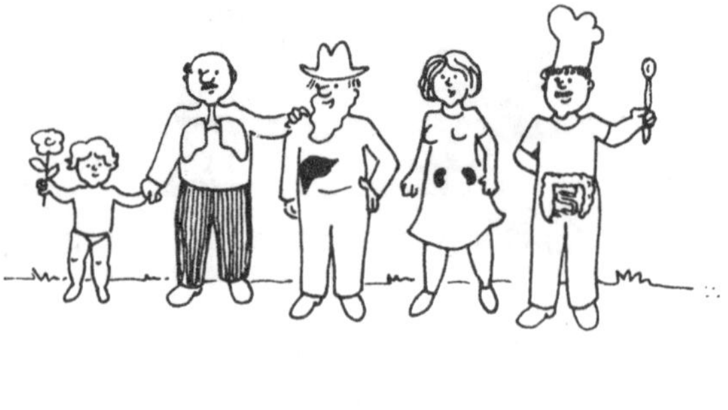

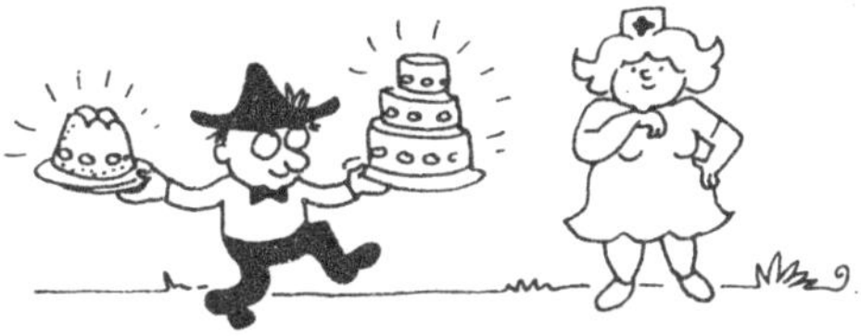

Leur capacité de détoxication est remarquable. Si l'on évite de les surcharger en permanence, ils éliminent sans difficulté les substances dont notre organisme n'a pas besoin. Notre vie peut être variée et mobile. Par contre, si nous absorbons ou engendrons plus de toxines que nous n'en éliminons, des symptômes nous signalent le besoin d'une détoxication. Par quelques mesures simples nous verrons disparaître nos troubles pour retrouver un état de bien-être constant.

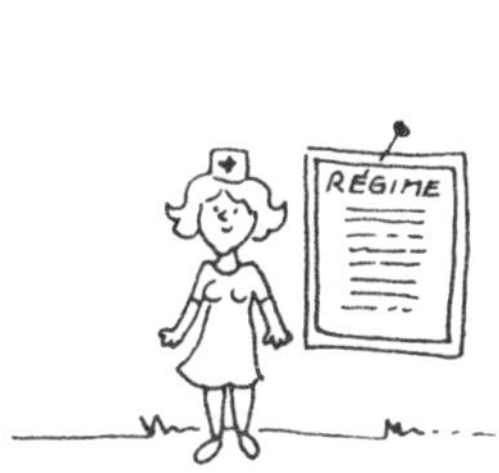

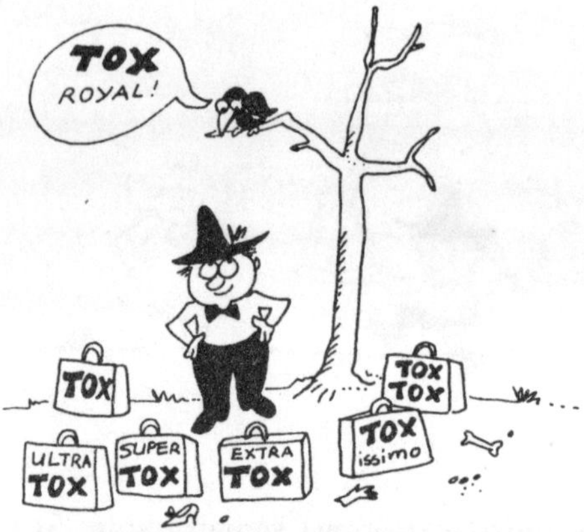

2.2. LES FACTEURS D'INTOXICATION

Les facteurs principaux d'intoxication qui peuvent surcharger nos organes émonctoires par leur accumulation sont les suivants :

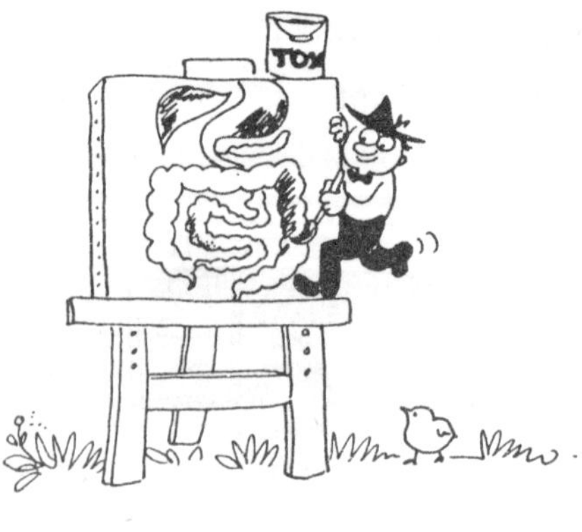

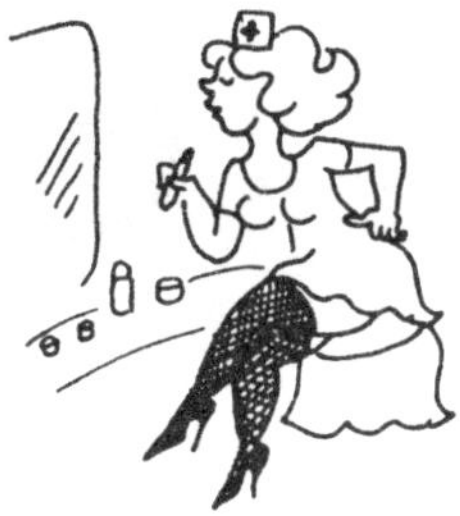

Peau :

- savons alcalins
- crèmes de beauté, déodorants (la plupart des substances appliquées sur la peau inhibent la respiration cutanée... les produits de beauté devraient être comestibles car la peau est aussi un «estomac», un organe d'absorption)
- habits en tissus synthétiques (ils perturbent la régulation thermique naturelle, la circulation sanguine sous-cutanée, la sudation et l'équilibre électrostatique)

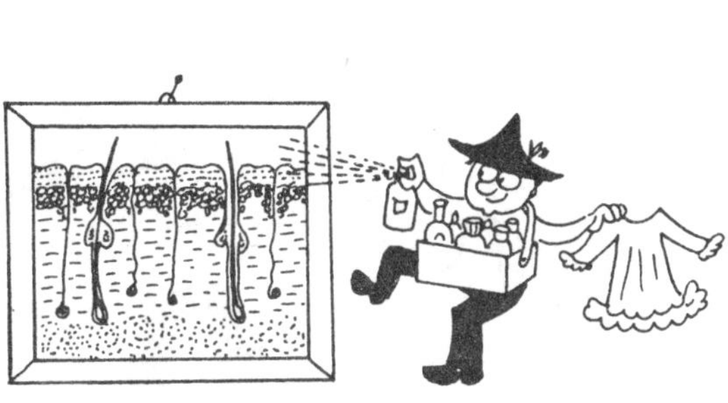

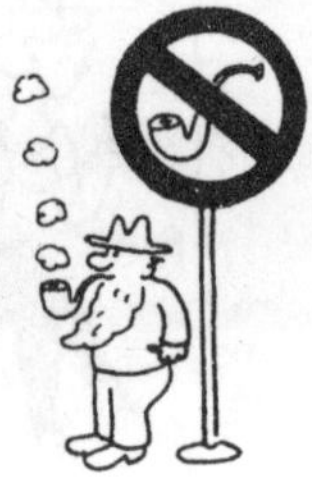

Poumons :

- pollution atmosphérique
- fumée de tabac
- blocages émotionnels (ils diminuent l'amplitude respiratoire)
- manque d'exercice (l'exercice physique est le meilleur stimulant naturel de la respiration)
- aliments dénaturés (beaucoup de substances nocives s'éliminent par l'air expiré et les muqueuses respiratoires)

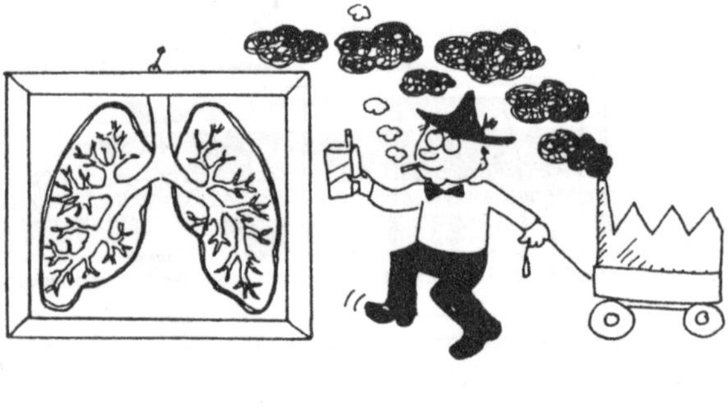

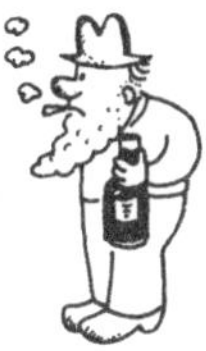

Foie :

- alcool
- tabac
- café, thé, cacao, excitants
- sucres et aliments raffinés
- produits chimiques
- excès de graisses animales et manque d'aliments végétaux
- aliments dénaturés (le foie est la «grande usine d'épuration» chargée de neutraliser les toxines alimentaires)

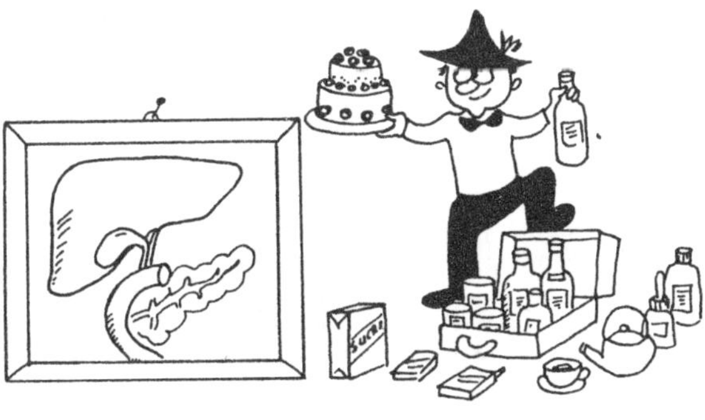

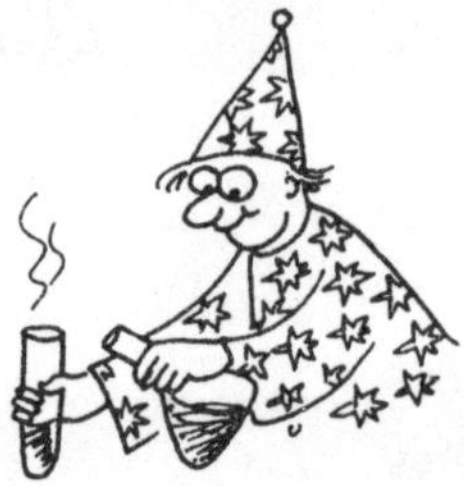

Reins :

- sel
- manque d'eau
- produits chimiques
- aliments dénaturés

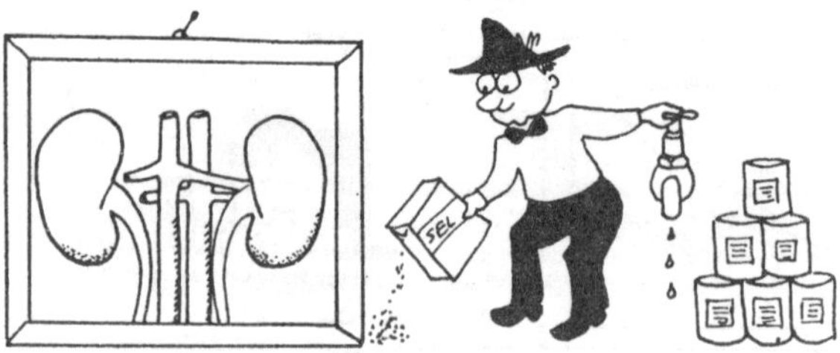

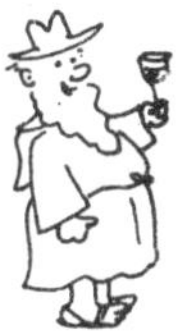

Intestins :

- mêmes éléments que pour le foie
- constipation (une bonne évacuation intestinale une à plusieurs fois par jour est essentielle pour ne pas réabsorber les toxines éliminées dans le côlon).

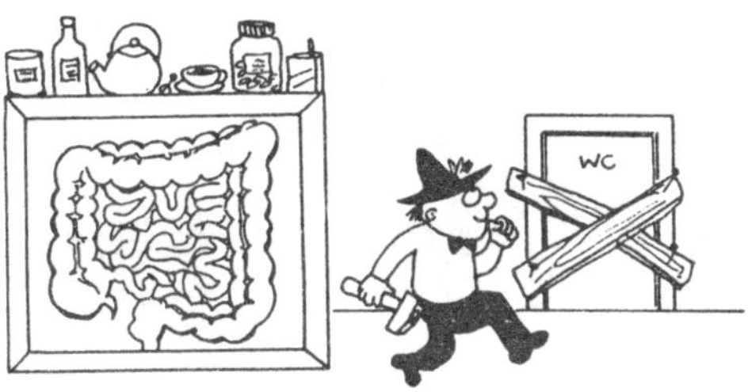

2.3. SYMPTÔMES D'INTOXICATION

Toute stimulation permanente et excessive diminue nos fonctions d'élimination : bruit et lumières trop intenses, couleurs violentes, formes agressives, odeurs de produits chimiques, goûts artificiels, contact avec des matières synthétiques.

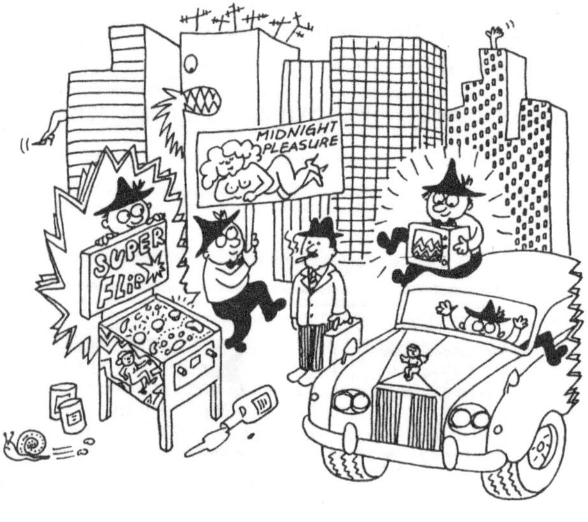

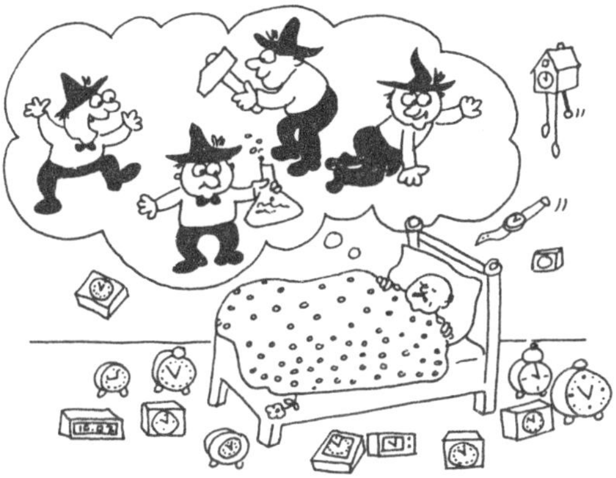

Ces facteurs entraînent un état de stress qui perturbe nos fonctions physiologiques. Plus le corps a été stimulé violemment pendant le jour, plus il a besoin d'un temps de sommeil important pour éliminer et se régénérer. Les fonctions d'élimination sont à leur maximum dans la deuxième moitié de la nuit et se terminent au début ou au milieu de la matinée. Plus l'organisme est intoxiqué, plus l'on se réveille «mal dans sa peau», avec une série de symptômes correspondant à l'effort des organes émonctoires pour se débarrasser des toxines en excès :

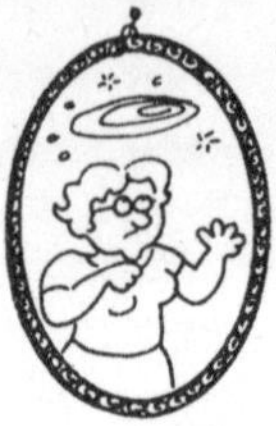

- Symptômes mentaux : esprit confus, impression d'être embrouillé, «dans du coton», idéation lente, mémoire défectueuse, indécision.

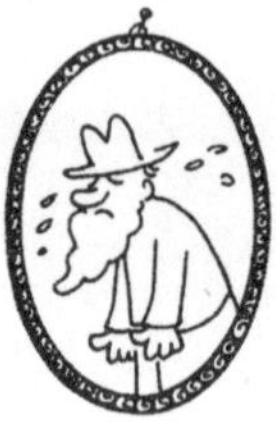

- Symptômes émotionnels : impression de lassitude, dépression, manque d'entrain, mauvaise humeur, anxiété.

- Symptômes physiques : paupières enflées ou collées, yeux rouges, sclérotiques jaunes, vue trouble, besoin de se moucher, nez bouché, bouche pâteuse ou sèche, langue chargée d'un enduit blanc ou jaune, besoin de tousser et de cracher, mauvaise haleine, douleurs du cuir chevelu, maux de tête, d'estomac, de ventre ou d'autres parties du corps, douleurs, lourdeurs, raideurs et faiblesses dans les articulations et les muscles, troubles de la peau et des cheveux, vertiges, fatigue générale.

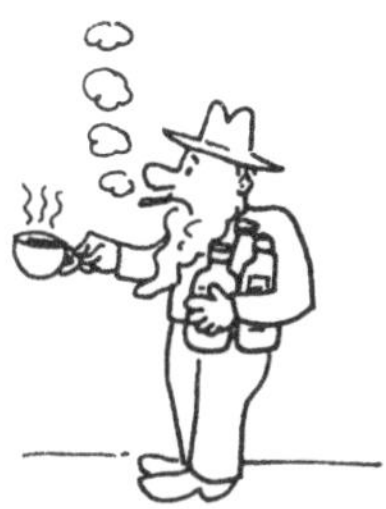

DÉSIR DE STIMULANTS...

Tous ces symptômes, qui correspondent à une surcharge de l'élimination et à un début d'intoxication générale, disparaissent en quelques instants si l'on prend un stimulant quelconque (café, thé, alcool, tabac, aliments).

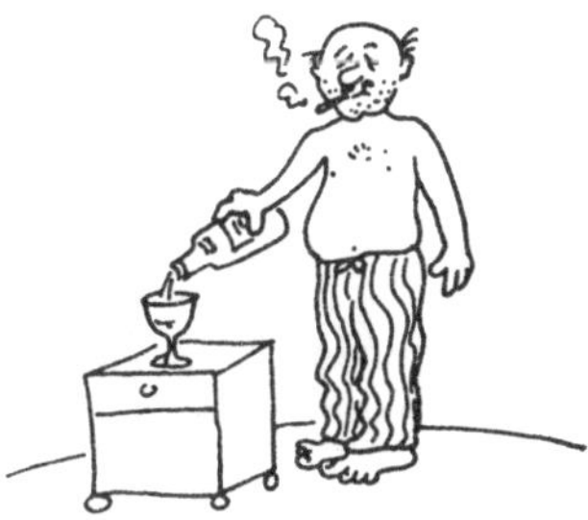

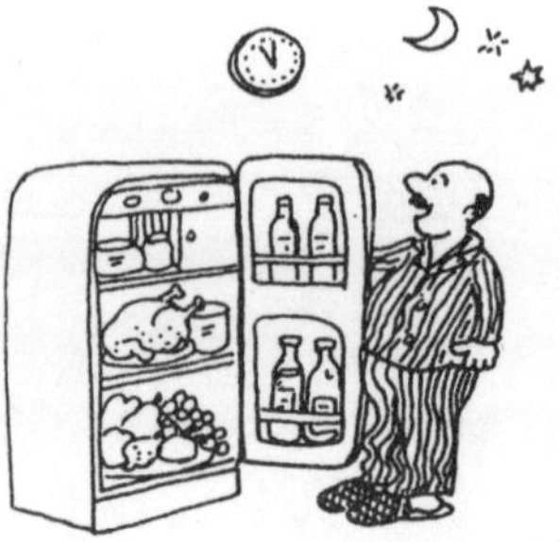

En effet, tous les stimulants - ou le simple fait de manger - bloquent les mécanismes d'élimination ; le mieux-être est immédiat mais les fonctions émonctoires sont stoppées avant que leur tâche quotidienne ait pu s'accomplir complètement. Les toxines non éliminées sont refoulées en profondeur et s'accumulent jour après jour. L'idéal serait, au réveil, de ne boire que de l'eau à température du corps, d'attendre la fin des symptômes d'élimination et de ne commencer à manger qu'avec l'apparition de la vraie faim.

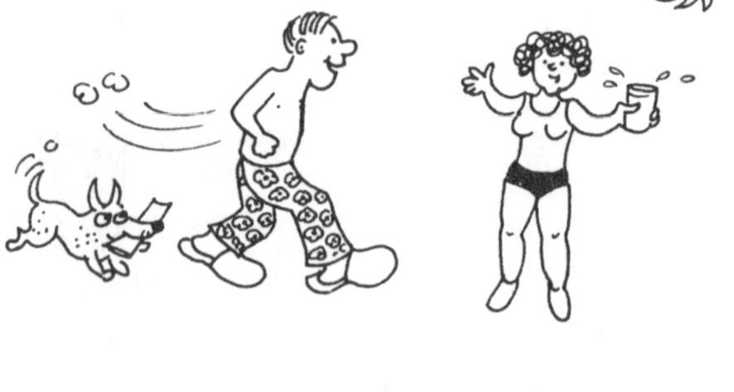

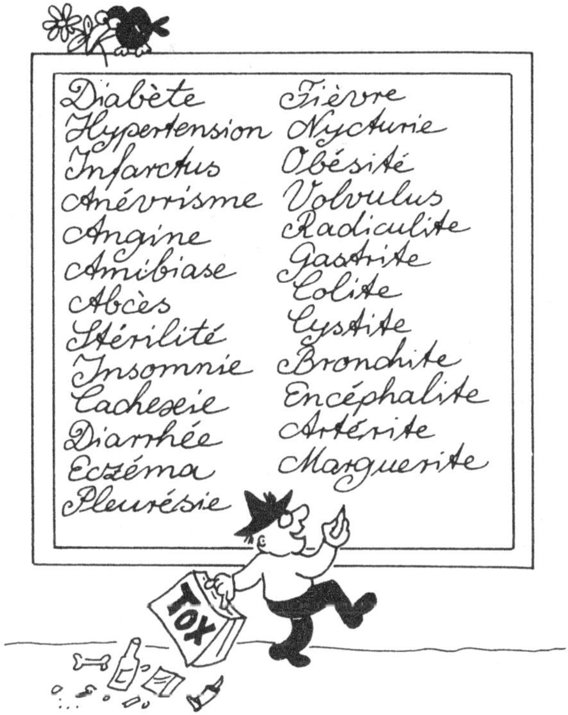

2.4. COMMENT NAISSENT LES MALADIES

Lorsqu'un des organes d'élimination est surchargé, le corps va accroître les fonctions des autres organes émonctoires. Si cela est insuffisant, il avertira le «propriétaire» de l'organisme par des symptômes de plus en plus intenses. Si les avertissements restent sans réponse, des crises intermittentes d'élimi-

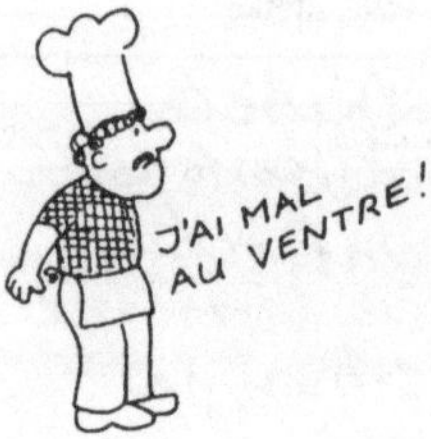

nation vont apparaître. La plupart des inflammations et infections correspondent à des efforts du corps pour se délivrer des substances qui encrassent les cellules et les espaces intercellulaires. Virus et bactéries ne sont pas des agresseurs extérieurs qui attaquent l'organisme «par hasard». Leur rôle est utile, pour autant que les mécanismes d'autodéfense du corps puissent endiguer et contrôler leur action. Si les maladies aiguës sont jugulées par des thérapeutiques suppressives (la plupart des traitements symptomatiques chimiques bloquent les

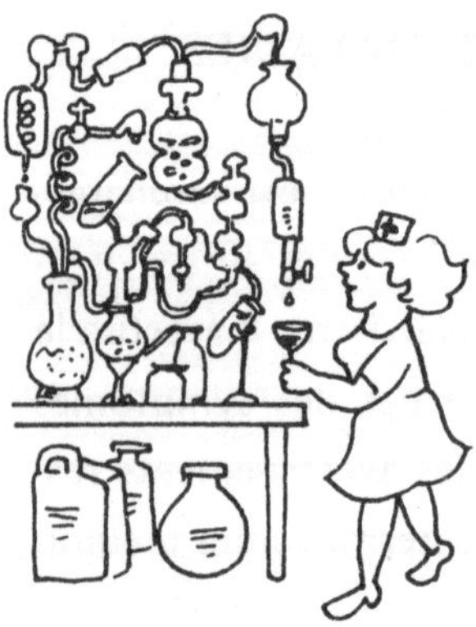

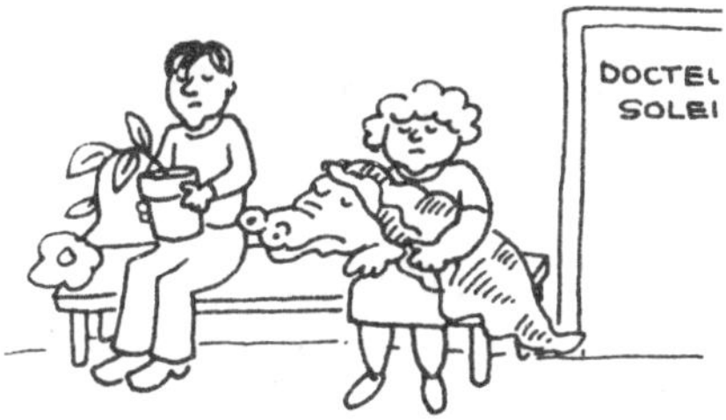

mécanismes d'élimination, procurant un mieux-être immédiat sans toutefois assurer une véritable guérison) ou si l'organisme est tellement intoxiqué et affaibli qu'il ne peut plus se libérer par des crises d'élimination, les maladies chroniques vont apparaître. Elles correspondent aux efforts du corps pour circonscrire les toxines en des endroits limités (tels les abcès de fixation) et pour essayer de maintenir ouvertes des soupapes de sécurité assurant leur évacuation (par exemple des plaies qui ne cicatrisent pas).

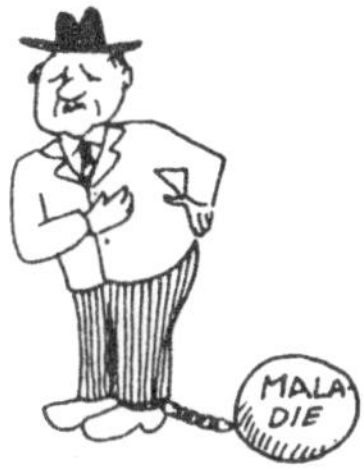

3.

POURQUOI APPRENDRE A SE DÉTOXIQUER

3.1. LES RAISONS PHYSIQUES

Apprendre à se détoxiquer c'est découvrir les secrets de la pleine forme, savoir prévenir les maladies et éviter le recours aux stimulants artificiels.

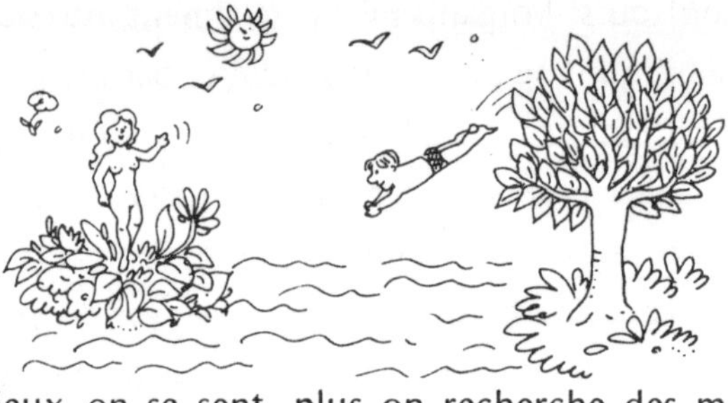

Mieux on se sent, plus on recherche des moyens naturels pour s'équilibrer (soleil, eau, aliments vivants, oxygénation, etc.), plutôt que de recourir aux drogues entraînant la dépendance et la ruine de la santé (café, tabac, alcool, sucre raffiné, sel, aliments industriels, etc.). Inversement, plus on est intoxiqué, plus on a besoin de stimulants toujours plus forts pour tenter de maintenir son équilibre.

3.2. LES RAISONS AFFECTIVES

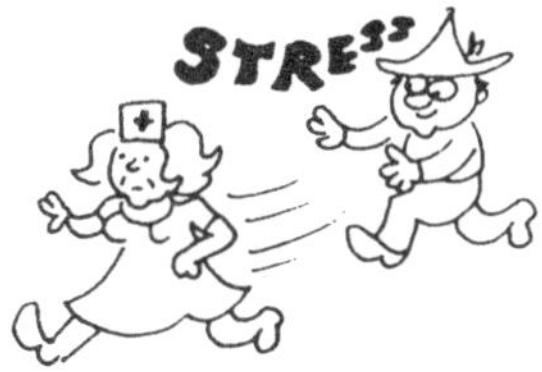

Tout déséquilibre physique entraîne une modification de l'humeur qui occasionne des troubles émotionnels. Toute émotion provoque une décharge d'adrénaline dans le sang (réaction de stress). Celle-ci crée un blocage des fonctions d'élimination du corps, ce qui élève le niveau général d'intoxication et aggrave les troubles émotionnels. Ce cercle vicieux s'arrête dès l'utilisation de procédés de détoxication, moyens préventifs et curatifs précieux de nombreux déséquilibres psychiques.

Bien des troubles qui, de prime abord, ne semblent avoir que des causes psychologiques, sont transformés par les processus physiques de nettoyage de l'organisme. La guérison de nombreuses maladies psychiatriques graves, trop souvent considérées comme incurables, en témoigne.

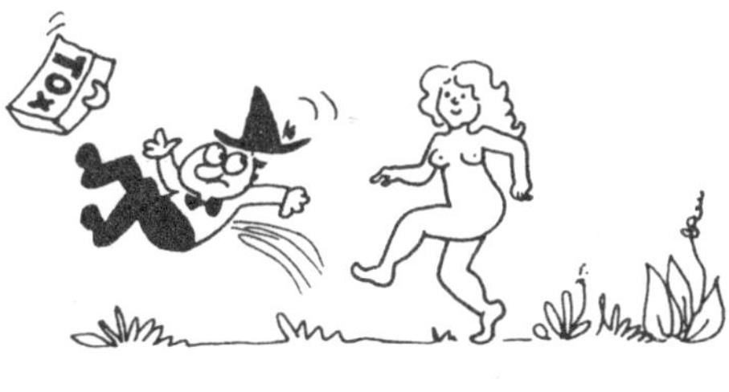

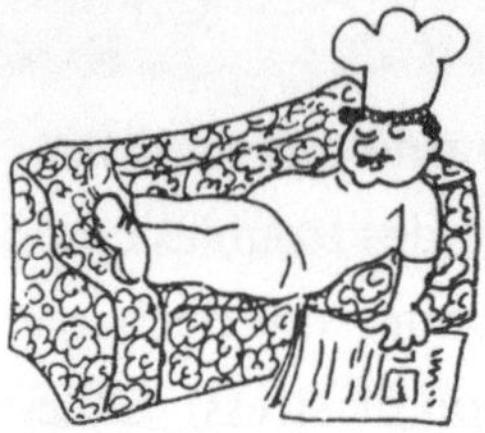

3.3. LES RAISONS MENTALES

Toute intoxication du corps et tout trouble émotionnel entraînent une diminution des fonctions cérébrales. Chacun peut observer combien il est difficile de penser clairement après un repas lourd. Découvrir les effets des méthodes de détoxication sur les facultés mentales est passionnant car la concentration, la mémoire, les capacités créatives et intuitives sont aiguisées de façon étonnante.

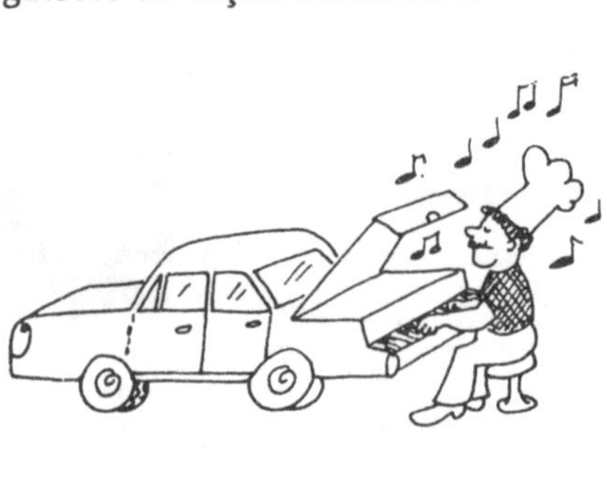

3.4. LES RAISONS SPIRITUELLES

Toutes les grandes religions historiques ont instauré des périodes de mise au repos de l'organisme (sabbat, carême, ramadan, jeûnes rituels) pour assurer une bonne condition physique tout au long de l'année et développer des instants privilégiés pour la vie spirituelle.

Les techniques de détoxication sont des instruments de choix pour se libérer des conditionnements éducatifs, des habitudes sociales nocives pour la santé, des émotions incontrôlées, des idées toutes faites, de l'intolérance spirituelle.

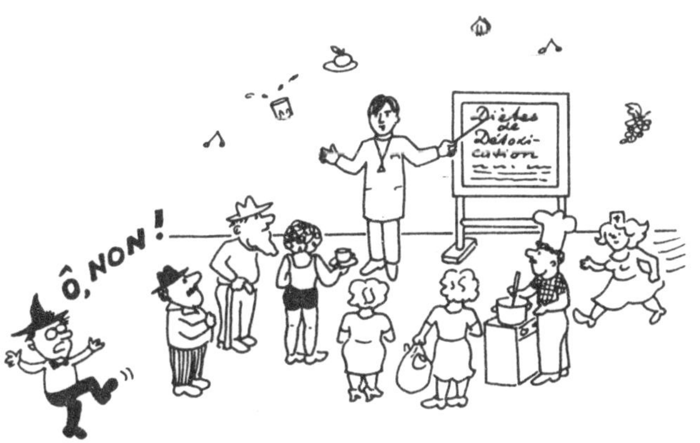

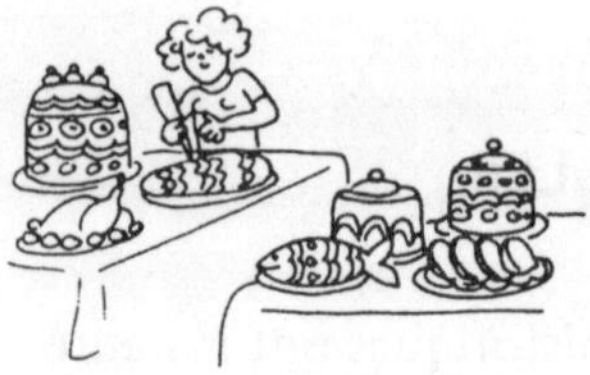

Dans ce domaine, l'expérience individuelle est irremplaçable pour apprendre sans fanatisme à maintenir sa forme physique, à équilibrer sa vie émotionnelle, à épanouir son potentiel mental et spirituel. Les habitudes agréables, les «bons repas», les «petits plaisirs» ne doivent pas être forcément bannis pour toujours. La santé ne s'acquiert pas avec une discipline rigide mais par un jeu constant d'adaptations. Elle est un équilibre dynamique, une vie en harmonie avec toutes les situations et tous les instants de son propre développement.

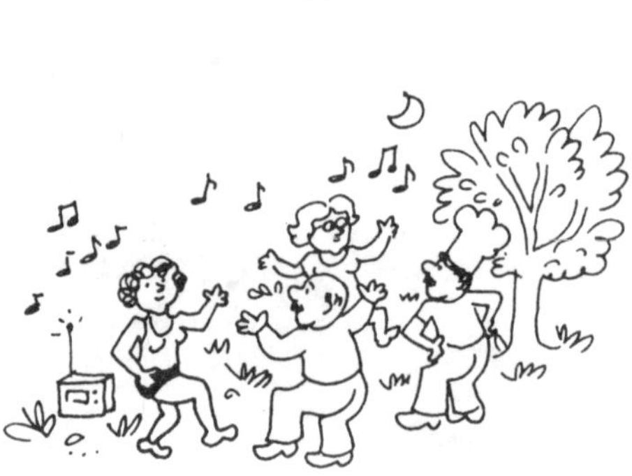

4.

LA DÉTOXICATION ALIMENTAIRE

4.1. EFFETS DES ALIMENTS

Il est parfois salutaire de soulager l'organisme des surcharges alimentaires. L'énergie habituellement consacrée à la digestion d'aliments lourds servira alors à effectuer un nettoyage et une régénération du corps. Les produits de la nature (fruits, légumes, herbes et graines) sont les aliments qui demandent le moins de travail digestif. De plus, ils sont dotés de remarquables propriétés dépolluantes ; leur richesse en fibres végétales assure un véritable «ramonage» du tube digestif, emportant avec les selles

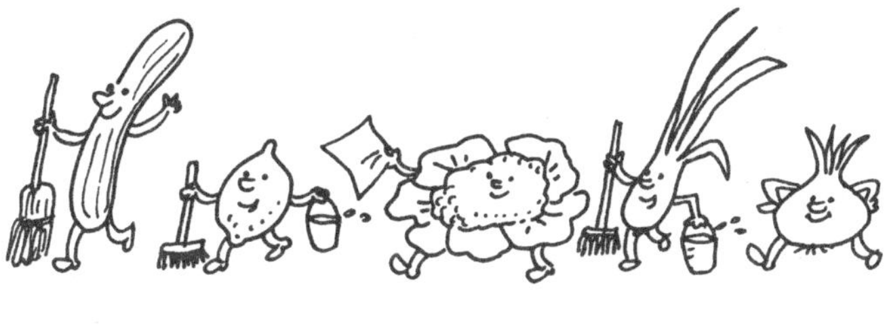

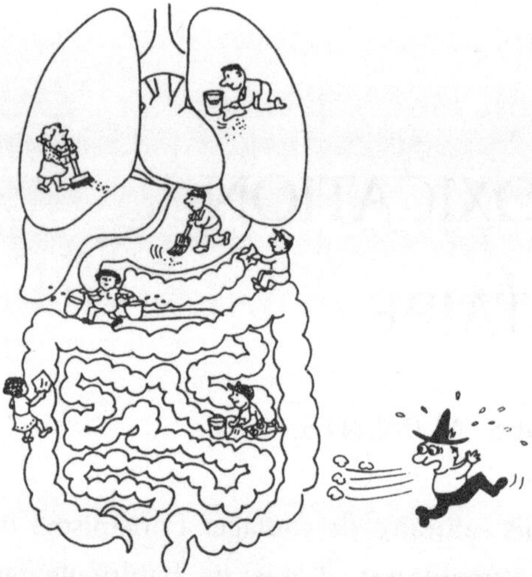

une grande quantité de toxines et de déchets. Grâce à leur haute teneur en vitamines, minéraux, oligo-éléments, enzymes et substances biologiques de toutes sortes, les végétaux apportent aux organes d'élimination les éléments dont ils ont besoin pour fonctionner parfaitement. Ils procurent en plus une eau pleine de vitalité pour le corps lorsqu'ils sont consommés crus.

La plupart des légumes «coûtent» des calories pour être déplacés d'un bout à l'autre du tube digestif. En effet, l'organisme brûle pour les digérer plus de calories qu'il n'en reçoit. Un bilan calorique négatif se crée ainsi, entraînant une perte de poids par combustion des graisses inutiles.

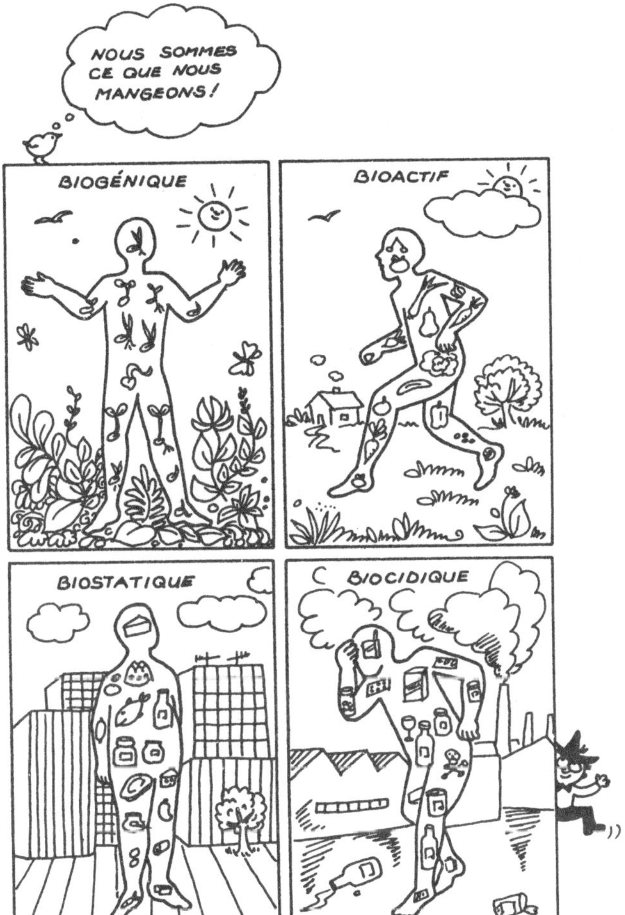

4.2. CLASSIFICATION DES ALIMENTS

Les aliments peuvent être classés en quatre catégories d'après leur degré de vitalité :

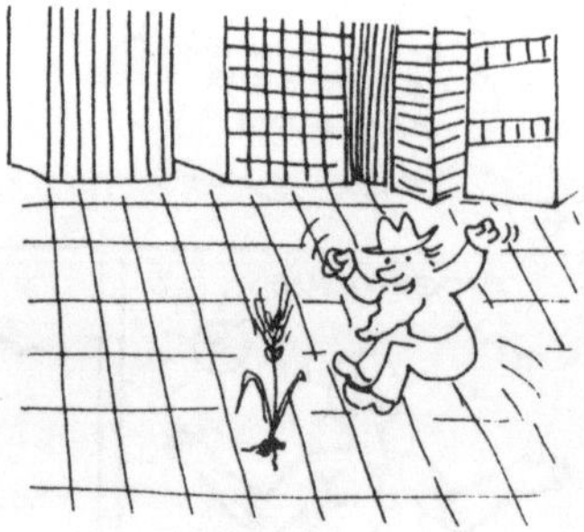

1. Les ALIMENTS BIOGÉNIQUES, qui engendrent la vie.

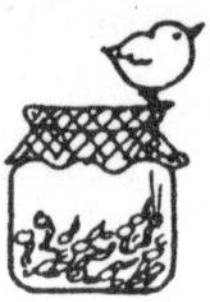

Ils sont la base qualitative idéale de notre alimentation.
Ce sont les graines, céréales, légumineuses, herbes et légumes germés ou à l'état de jeunes pousses.

ALIMENTS BIOGÉNIQUES

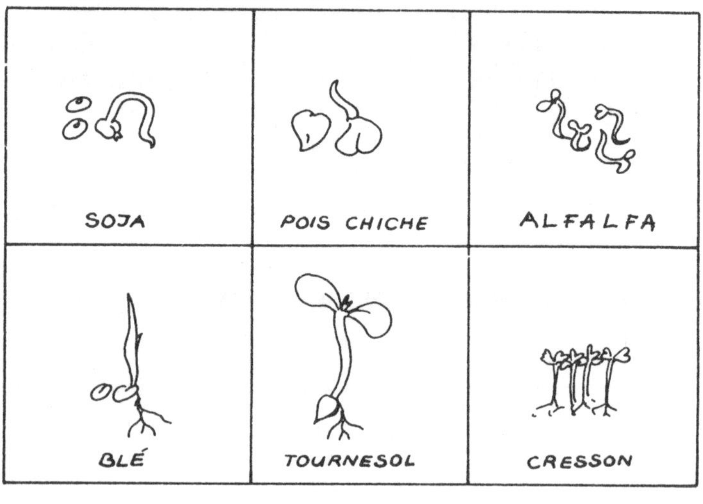

Au début de leur croissance, les plantes sont d'une extrême richesse en substances qui renforcent la vitalité de nos cellules, et leur permettent une régénération constante (vitamines, minéraux, oligo-éléments, acides aminés, enzymes, hormones végétales, bio-stimulines, etc.).

2. Les ALIMENTS BIOACTIFS, qui activent la vie.

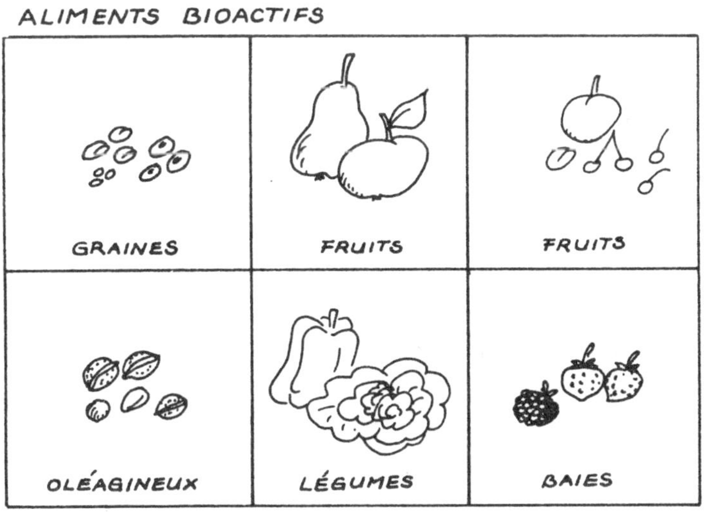

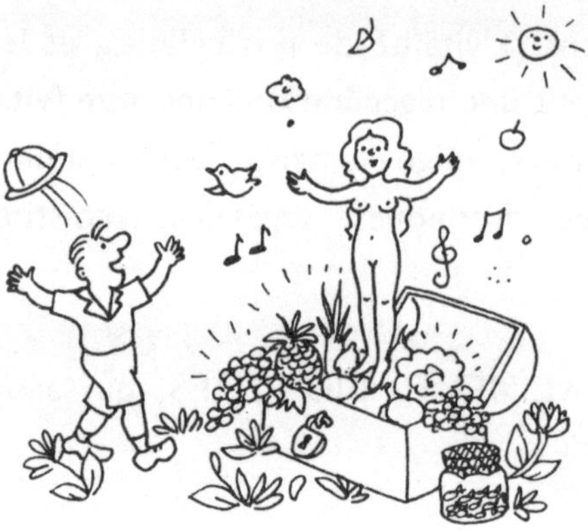

Ils sont la base quantitative idéale de notre alimentation.
Ce sont les baies, fruits, herbes, légumes, légumineuses, graines, céréales et oléagineux parvenus à maturité et consommés en parfait état, crus ou trempés.
Les aliments biogéniques et bioactifs forment la catégorie des ALIMENTS VIVANTS. Ils ont été prévus par la nature pour assurer la vie et le bien-être de l'être humain. Leur consommation apporte vitalité et santé à tout âge.

3. Les ALIMENTS BIOSTATIQUES, qui ralentissent la vie.

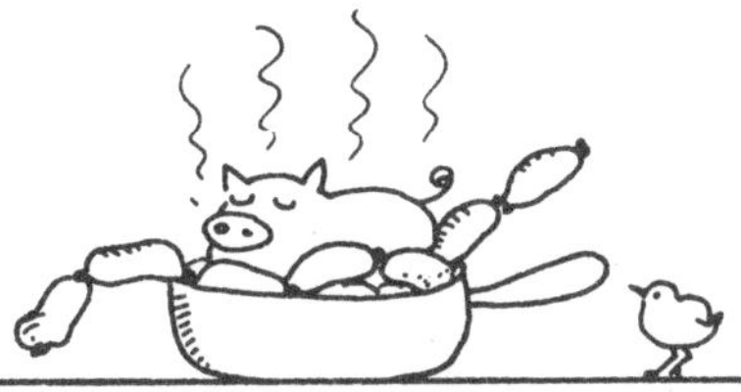

ALIMENTS BIOSTATIQUES			
POISSONS	PRODUITS À LA BASE DE LAIT DE CHÈVRE	YOGOURT FROMAGE BLANC FRAIS	LAIT ET FROMAGES
OEUFS	VOLAILLE	VIANDE BLANCHE	VIANDE ROUGE

Ils comprennent les aliments dont les forces vitales ont été diminuées par le temps (aliments crus stockés), par le froid (réfrigération, surgélation), ou par la chaleur (cuisson).

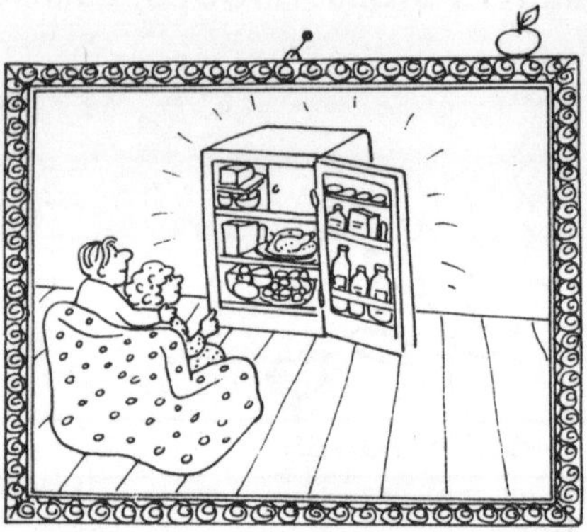

L'utilisation d'aliments biostatiques est le résultat d'habitudes sociales. Leur consommation assure le fonctionnement minimum de notre organisme, mais entraîne le vieillissement des cellules puisqu'elle n'apporte pas les substances vivantes nécessaires à leur régénération.

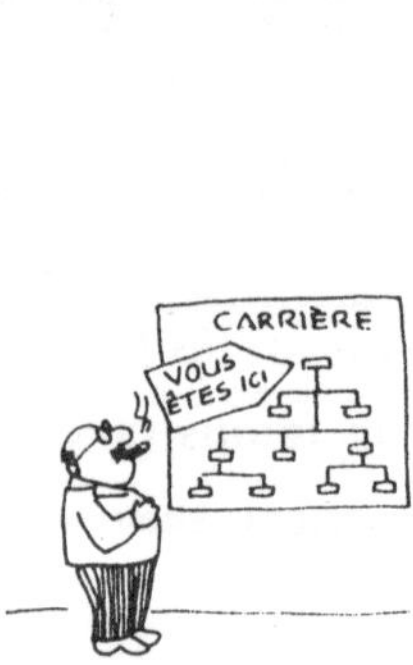

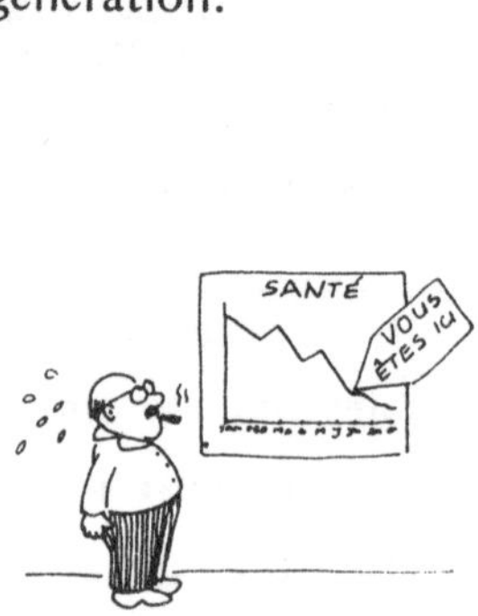

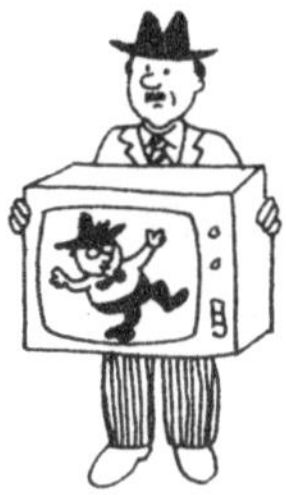

4. Les ALIMENTS BIOCIDIQUES, qui détruisent la vie.

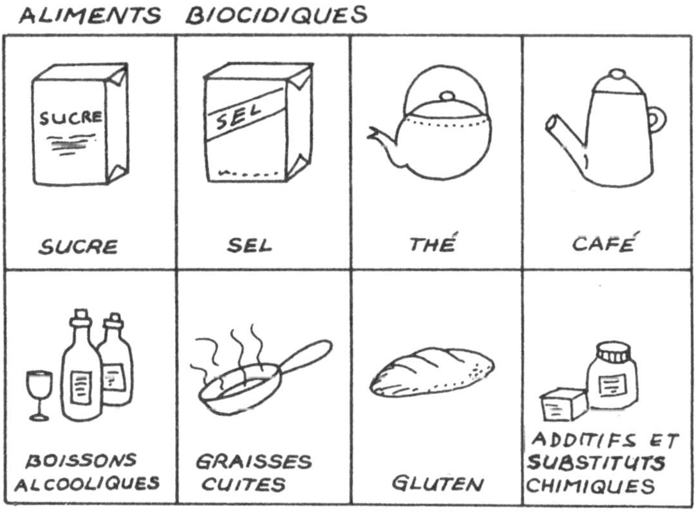

Ils sont devenus prépondérants dans le mode alimentaire occidental.

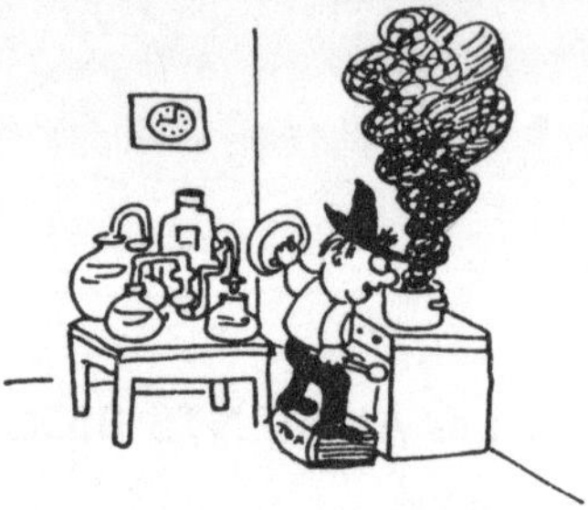

Ce sont tous les aliments dont les forces vitales ont été détruites par des procédés physiques ou chimiques de raffinage, de conservation ou de préparation.

Les aliments biocidiques ont été inventés par l'homme pour sa perte. Ils empoisonnent peu à peu ses cellules par les substances nocives qu'ils contiennent.

Il faut savoir que même à faible dose tout produit chimique ajouté aux aliments est toxi-

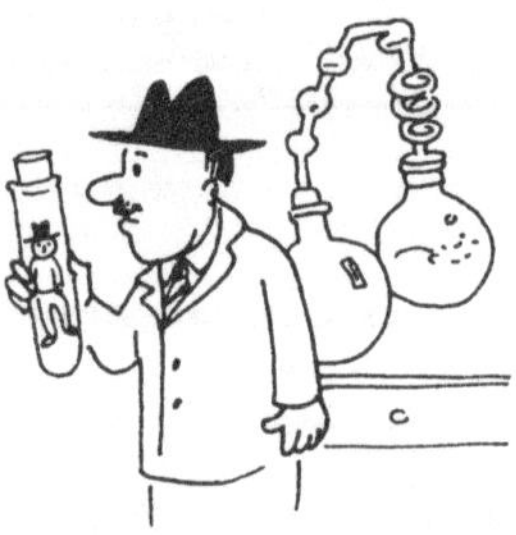

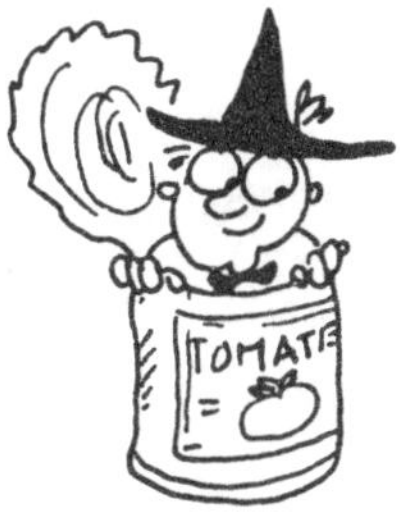

que. Les procédés modernes d'agriculture et de traitement industriel des aliments apportent à notre corps des substances qui paralysent notre instinct alimentaire, perturbent notre assimilation et bloquent notre élimination.
Ils affaiblissent peu à peu notre système de défense, sont la cause de multiples troubles de santé et ouvrent la porte aux maladies dites de civilisation (maladies cardio-vasculaires, cancers, rhumatismes, diabètes et autres maladies dégénératives, maladies mentales).

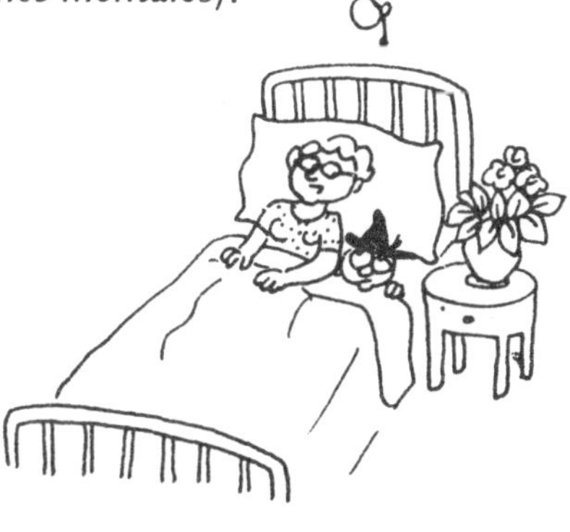

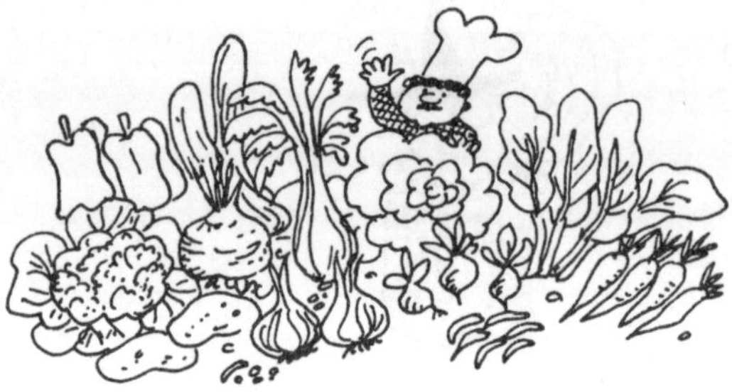

CLASSIFICATION DES ALIMENTS, d'après leur vitalité, leur digestibilité et leur effet général :

1 – ALIMENTS A HAUTE VITALITÉ

- faciles à digérer
- soutenant les mécanismes de détoxication du corps

1a. ALIMENTS BIOGÉNIQUES

Graines, céréales et féculents en germination, jeunes pousses.

1b. ALIMENTS BIOACTIFS

Baies, fruits, graines, oléagineux crus.

2 — ALIMENTS A FAIBLE VITALITÉ

- demandant un important travail digestif
- encrassant l'organisme

2a. ALIMENTS BIOSTATIQUES (par ordre croissant de travail digestif)

- poissons, fruits de mer
- produits à base de lait de chèvre
- yoghourts, fromage blanc frais
- lait et fromages
- œufs
- volaille
- viandes blanches
- viandes rouges

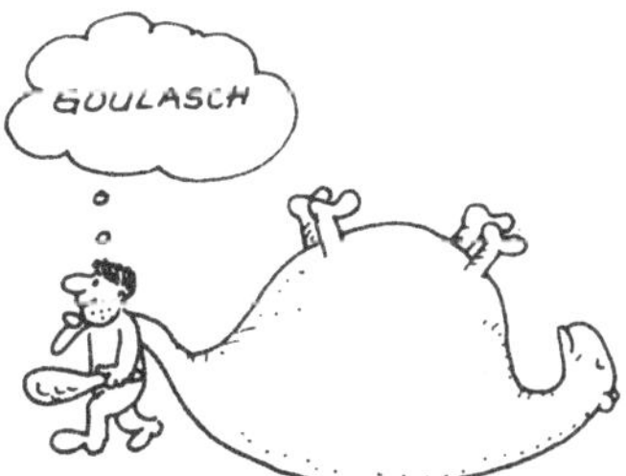

2b. ALIMENTS BIOCIDIQUES

Sucre, sel, cacao, thé, café, alcool, graisses cuites, gluten, additifs et substituts chimiques.

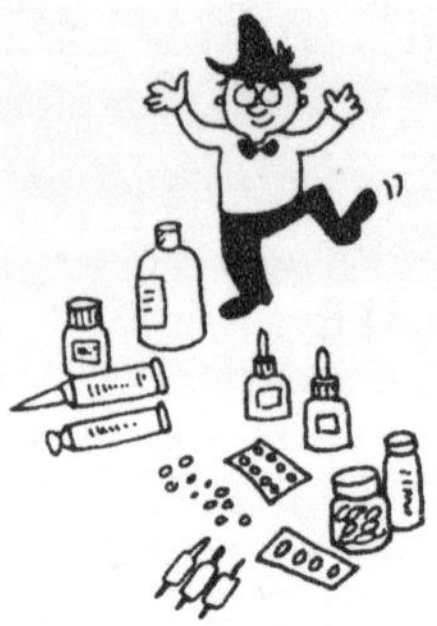

NB : Il existe de nombreux produits et moyens thérapeutiques qui aident à dépolluer l'organisme des poisons ingérés avec les aliments biocidiques : pollen - levure de bière - algues séchées - vitamines naturelles (surtout A, E et C) - phytothérapie - oligothérapie - homéopathie, etc.

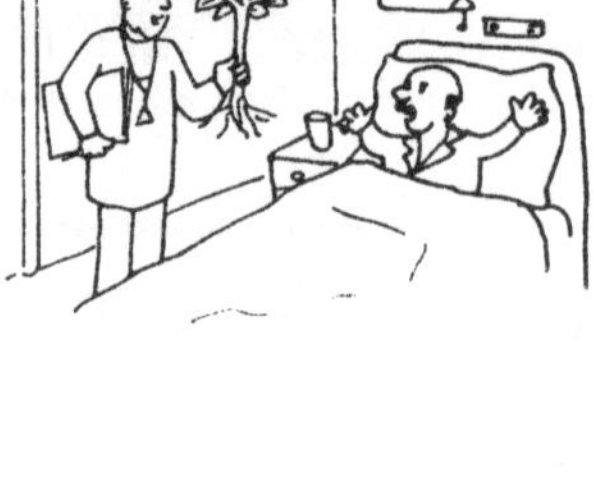

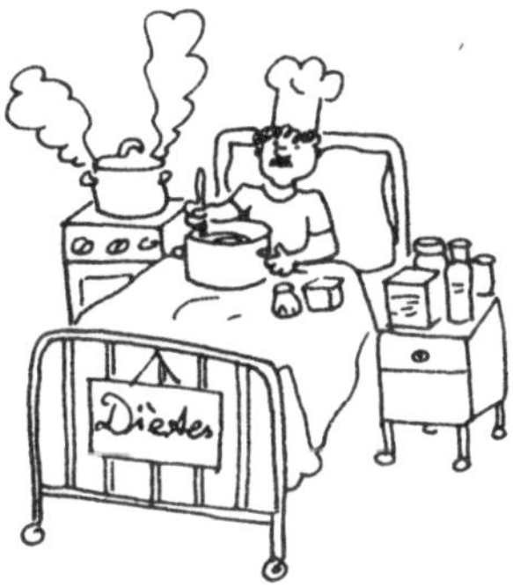

5.

LES DIÈTES DE DÉTOXICATION

Les classes d'aliments permettent de mieux comprendre la valeur des différents régimes de nettoyage ainsi que l'intérêt du jeûne.

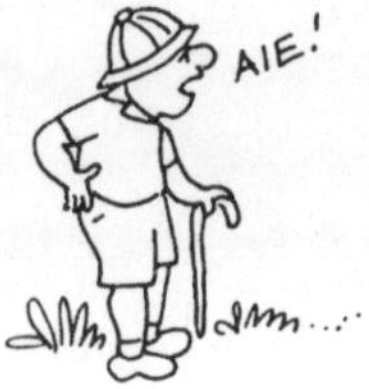

Le jeûne représente le moyen de détoxication alimentaire le plus puissant, le plus intense et également le plus délicat à manier. En raison de nos habitudes alimentaires perturbées, il est nécessaire d'apprendre à jeûner progressivement pour éviter à notre organisme des changements trop brusques. Avant de pratiquer des jeûnes complets, il est préférable d'expérimenter, étape par étape, les diètes de détoxication qui y conduisent.

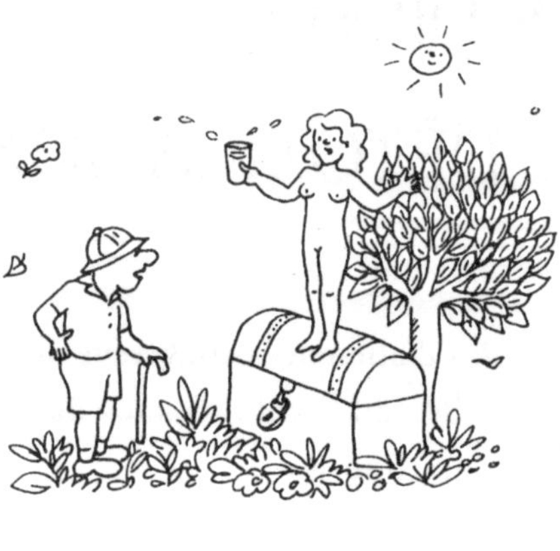

5.1. LES CURES D'ALIMENTS BIOGÉNIQUES ET D'ALIMENTATION VIVANTE

Ces aliments contiennent, sous une forme facile à assimiler, toutes les substances vivantes (vitamines, enzymes, minéraux, oligo-éléments, hormones végétales et substances biologiques actives) dont notre corps a besoin pour ses fonctions de régénération. Les aliments biogéniques sont créateurs de vie ; ils donnent à l'organisme les moyens de se détoxiquer par lui-même.

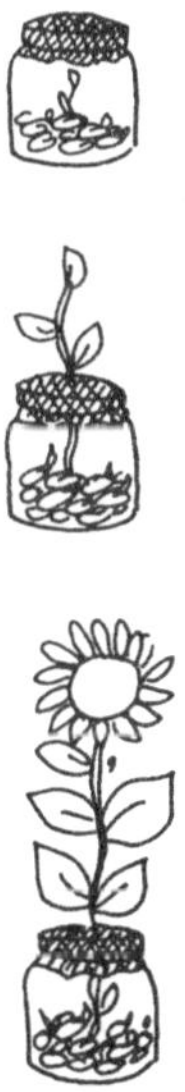

Il est parfaitement possible de vivre pendant de longues périodes en ne consommant que quelques poignées de graines germées chaque jour. Les vertus thérapeutiques des jeunes pousses sont remarquables, avec une mention particulière pour le jus de blé, obtenu par broyage des jeunes pousses et qui agit intensément au niveau de la dépollution et de la régénération cellulaire. On peut aussi associer les aliments biogéniques aux aliments bioactifs et pratiquer une cure d'alimentation vivante d'une très grande efficacité de détoxication.

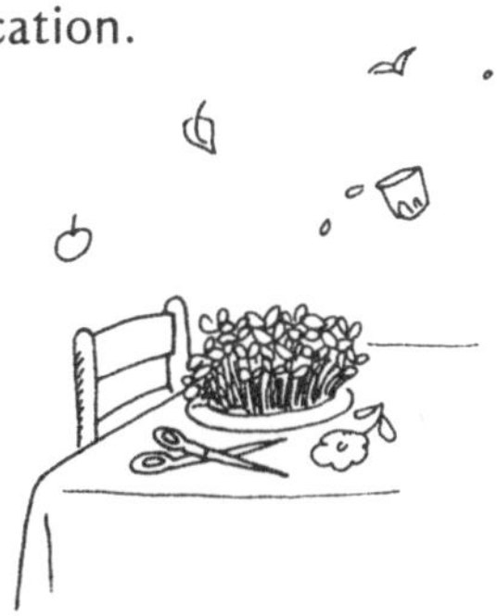

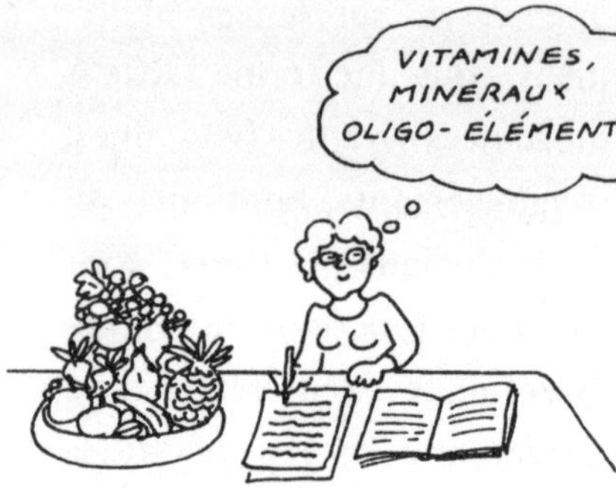

5.2. LES CURES DE VITAMINES NATURELLES

Une alimentation dénaturée entraîne, au fil des années, des carences de plus en plus nombreuses en vitamines, minéraux et autres éléments biologiques fondamentaux. Ceci entraîne une diminution des fonctions d'élimination et une intoxication croissante du corps.

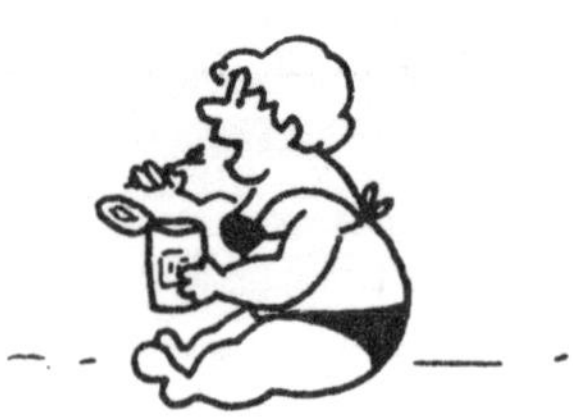

Un apport de vitamines naturelles, de minéraux, d'oligo-éléments et de diverses substances biologiques s'est avéré d'une grande efficacité dans le traitement de nombreux troubles de santé. (Les travaux de la médecine orthomoléculaire aux USA, ont mis en évidence les remarquables possibilités de cette approche, en particulier dans le domaine des affections psychiatriques).
On peut se procurer des vitamines naturelles en les achetant sous forme déjà conditionnée ou en utilisant des aliments qui en contiennent beaucoup. La sélection se fera à l'aide de tabelles présentant les symptômes de carence en vitamines, minéraux, oligo-éléments et autres substances biologiques.

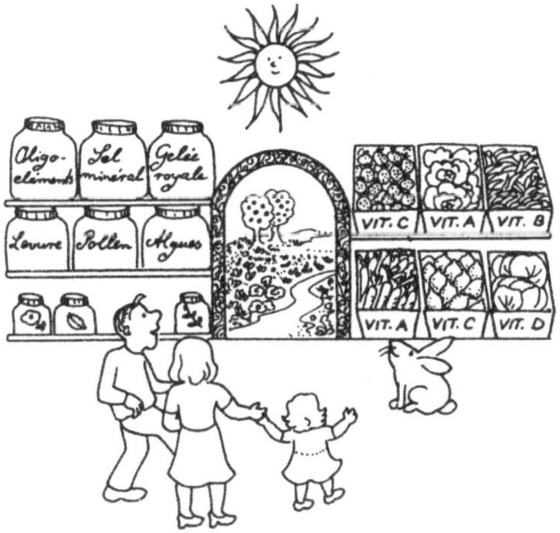

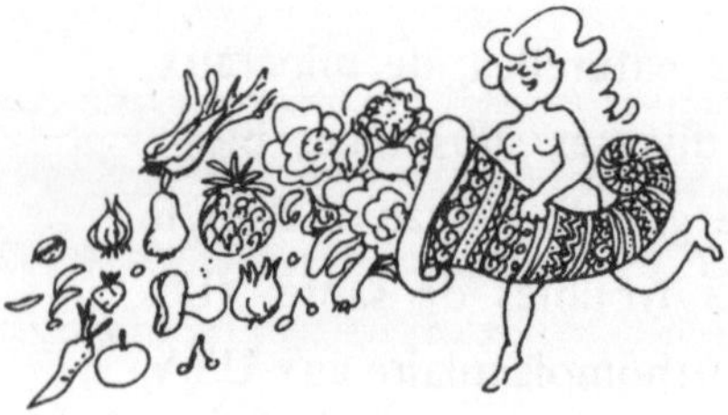

5.3. LES CURES DE LÉGUMES

Tous les légumes ont un haut pouvoir de nettoyage (légumes cuits et légumes crus) et de revitalisation (légumes crus). Une diminution de la consommation de produits animaux et une augmentation de la consommation de légumes suffisent souvent pour faire disparaître une grande quantité de symptômes d'intoxication.

En utilisant son instinct alimentaire, on peut ne consommer qu'une seule sorte de légumes - crus ou cuits - pendant un ou plusieurs repas ou un ou plusieurs jours. On peut associer légumes et jus de légumes au même repas, mais *on évitera le mélange fruits et légumes* car ces catégories d'aliments demandent des programmes différents de sécrétions digestives. (Beaucoup de gens s'imaginent ne pas supporter les aliments crus, alors qu'en fait ils ne supportent pas les mélanges inadéquats).

5.4. LES CURES DE FRUITS

Les fruits sont moins riches en fibres végétales que les légumes, leur effet de récurage du tube digestif est donc plus faible. Par contre, leur abondance en sucres naturels permet d'éviter des hypoglycémies que les cures de légumes peuvent parfois occasionner. Il existe de nombreuses manières de pratiquer des cures de fruits : le temps d'un repas, d'un jour ou de quelques jours... avec une ou plusieurs variétés de fruits... en utilisant le contrôle instinctif pour limiter les quantités qui pourraient entraîner des troubles digestifs ou des crises d'élimination.

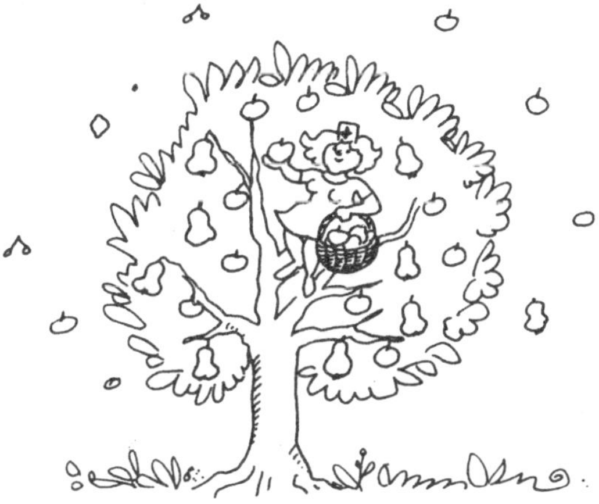

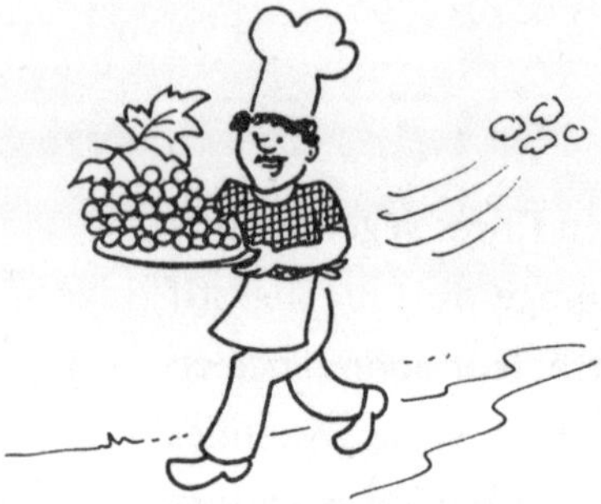

5.5. LA CURE DE RAISIN

La cure de raisin a une action de purification extraordinaire. Son principe consiste à manger exclusivement du raisin (de préférence biologique, car le raisin «normal» subit un grand nombre de traitements chimiques) pendant plusieurs jours (1 à 15 jours ou même davantage), après avoir observé un ou deux jours de palier de détoxication alimentaire.

Manger du raisin à volonté, en évitant toutefois la satiété, et en ne buvant que de l'eau. Le raisin outre ses grandes propriétés minérales, vitaminiques et biologiques, apporte beaucoup de sucres naturels et assure une énergie constante tout au long de la cure. Elle peut donc être menée parallèlement à une vie active.

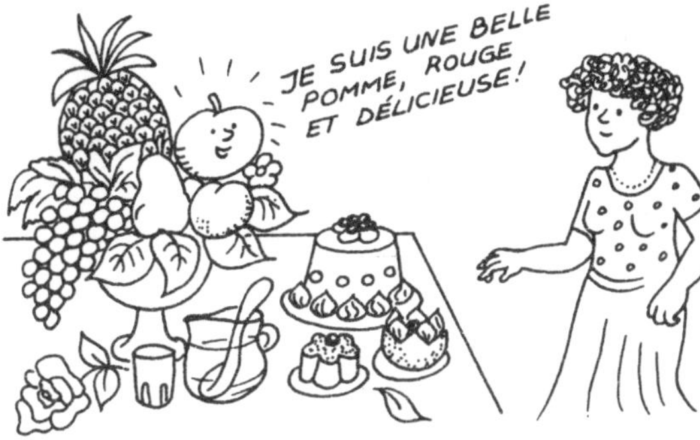

5.6. L'ALIMENTATION INSTINCTIVE

Le pouvoir thérapeutique de l'instinct alimentaire repose sur le fait que notre corps nous signale ses besoins par la vue, le toucher, l'odorat et le goût. Avec des aliments biogéniques et bioactifs non mélangés, présentés à nos cinq sens sans aucun artifice, il est facile de se laisser guider vers ceux dont nous avons réellement besoin. Le regard nous attire vers le fruit, le légume, la graine ou l'oléagineux ; puis le toucher, l'odorat et le goût nous donnent des informations supplémentaires, soit d'attraction soit de répulsion. Un aliment nécessaire à notre corps présente une odeur et un goût tout à fait délicieux, alors qu'un aliment qui ne lui convient pas n'a pas d'odeur ou une odeur désagréable associée à un goût fade, insipide, amer ou piquant. On ne mettra en bouche que l'aliment qui a passé à travers les barrières de sélection des autres sens. Il sera avalé bouchée par bouchée, tant que son goût reste excellent. Si, par exemple, notre corps recherche pour son métabolisme des substances contenues dans le chou, ce dernier aura une odeur agréable, un goût délicieux... qui changera dès l'instant où notre corps aura satisfait ses besoins. (Le désir impérieux d'un aliment est souvent lié à un besoin réel du corps. Ainsi, l'envie de chocolat, par exemple, correspond souvent à un besoin de cuivre que l'on peut satisfaire par des abricots secs).

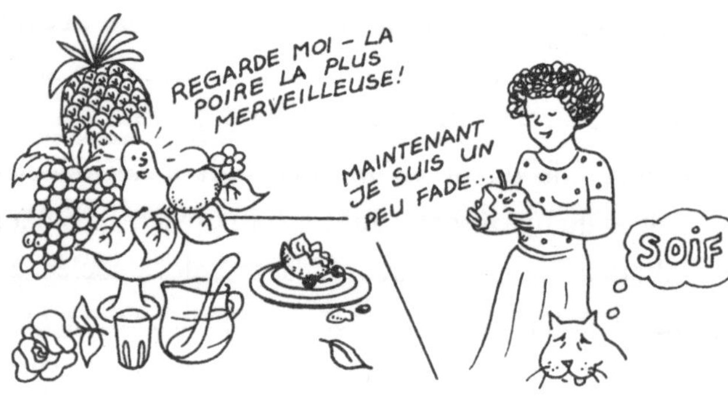
REGARDE MOI - LA POIRE LA PLUS MERVEILLEUSE!
MAINTENANT JE SUIS UN PEU FADE...
SOIF

L'alimentation instinctive rend conscient de la sagesse du corps. Pour chacun, elle constitue un excellent «médecin à domicile»... offrant des consultations gratuites à chaque seconde !

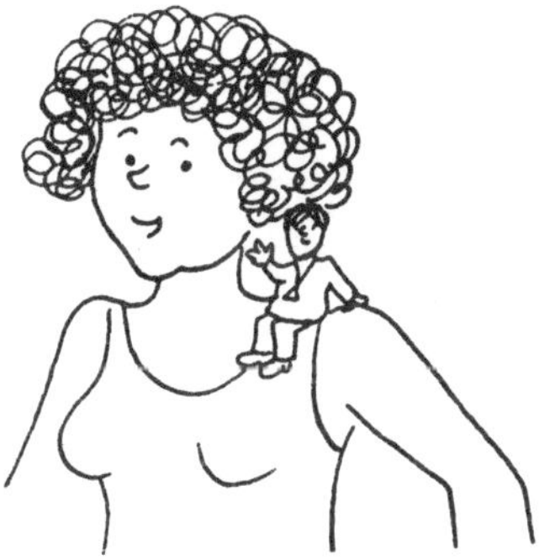

Nous devons réapprendre à utiliser notre instinct alimentaire car les aliments industriels et les mélanges que nous avons absorbés dès l'enfance nous ont fait perdre l'habitude de ce dialogue avec le corps. Les aliments raffinés (surtout le sucre et le sel) et les aliments cuits (dont la structure moléculaire naturelle est détruite) neutralisent la barrière instinctive des papilles gustatives, et leur rôle informateur est momentanément supprimé.

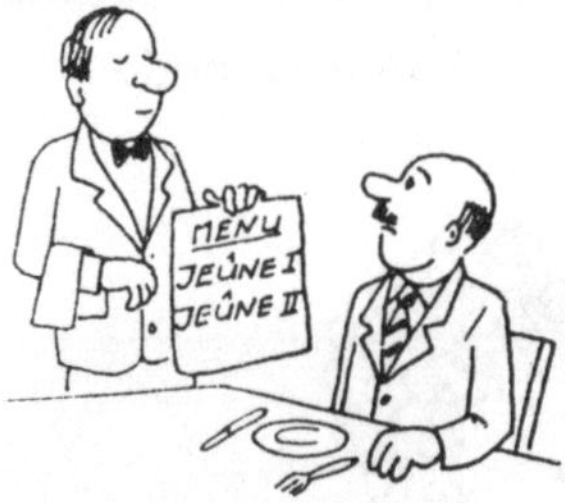

6.

LE JEÛNE

6.1. VALEUR DU JEÛNE

D'une simplicité et d'un coût à la portée de chacun, le jeûne est l'un des seuls traitements qui fasse faire des économies à celui qui le pratique. Nous définissons ici le jeûne comme le fait de ne pas absorber d'aliments solides, tout en continuant à absorber des liquides : eau, jus de fruits ou de légumes, bouillons, infusions, etc.

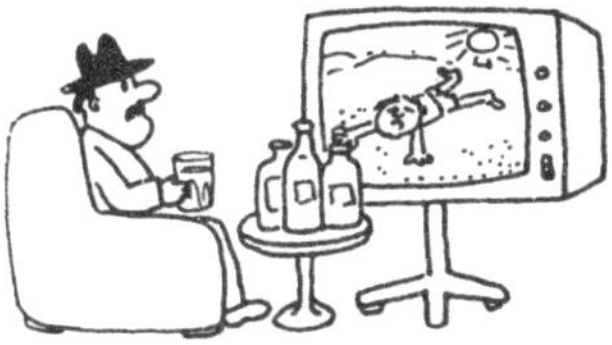

Tous les animaux jeûnent instinctivement dès qu'ils se sentent mal. Ils cessent de manger afin de faciliter le travail de guérison de leur organisme. La plupart des maladies aiguës s'accompagnent d'une perte de l'appétit et d'un besoin instinctif de jeûner.
Des travaux scientifiques ont démontré que la pratique annuelle d'un jeûne d'une semaine permettrait de diminuer d'une façon stupéfiante le nombre des cancers. En effet, il suffit de quelques jours de jeûne pour purger le corps de tous les «mini-cancer» en train de se développer.

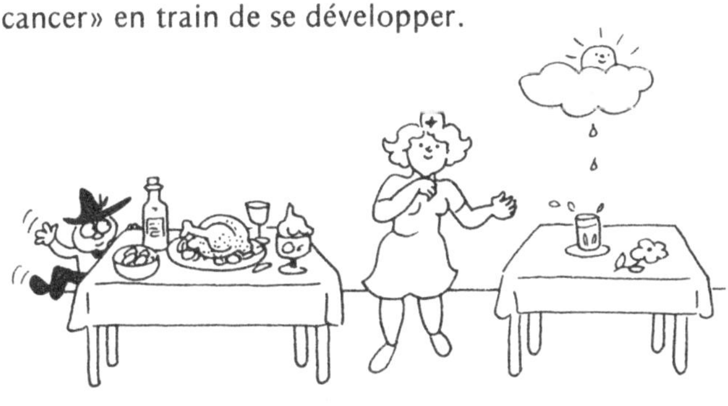

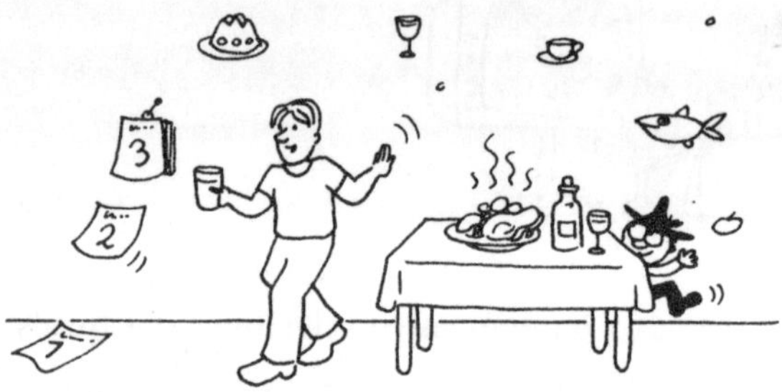

6.2. PRATIQUE DU JEÛNE

Dans tous les cas de maladie grave déclarée il est souhaitable de ne pas se lancer «à l'aveugle» dans un jeûne, mais d'être encadré par des personnes compétentes. En revanche une personne en bonne santé, à condition de respecter les paliers nécessaires, peut pratiquer sans danger des jeûnes de plus en plus longs. Pour jeûner facilement, il faut respecter les trois phases suivantes :

- effectuer des paliers alimentaires de réduction, en decrescendo.
- jeûner.
- se réalimenter, en crescendo.

En respectant ces paliers, il est facile de maîtriser l'état de jeûne sans souffrir de symptômes d'élimination trop intenses. Le passage brutal d'une alimentation traditionnelle au jeûne proprement dit est à éviter pour ne pas créer de chocs désagréables dans les fonctions physiologiques.

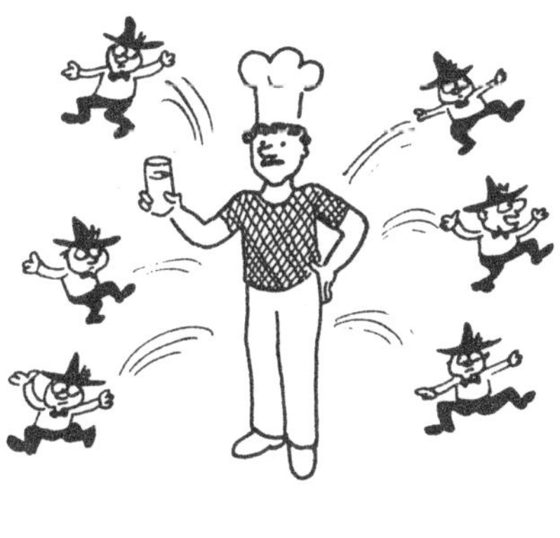

1. *Les six paliers alimentaires de decrescendo*

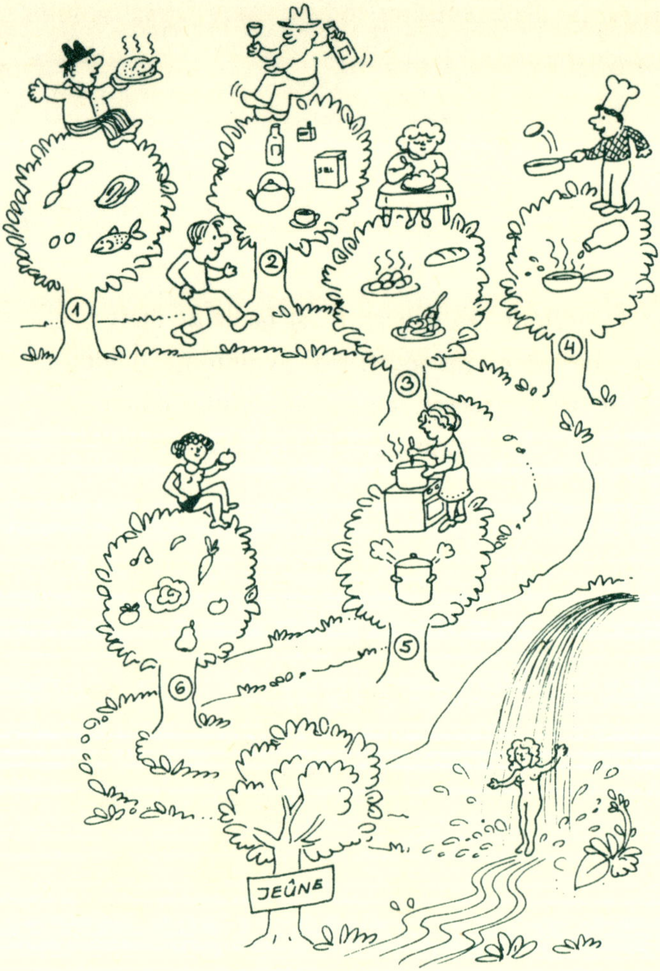

Chaque étape correspond à la suppression d'une catégorie d'aliments, en commençant par ceux qui sollicitent un travail digestif important. On s'approche donc du jeûne par un «débrayage» progressif en supprimant :

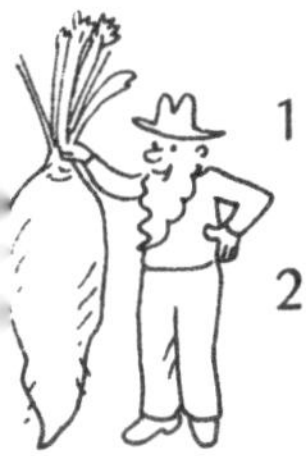

1. Tous les produits animaux (viandes, œufs, produits laitiers, poissons, fruits de mer).
2. Tous les excitants (café, thé, tabac, sucre, sel, alcool, cacao, produits chimiques, etc.), huiles et graisses cuites.
3. Les graisses et huiles crues et les oléagineux.
4. Les céréales cuites.
5. Les légumes et fruits cuits.
6. Les mélanges de céréales, de légumes et de fruits crus.

(les aliments sont mangés séparément, comme dans l'alimentation instinctive).

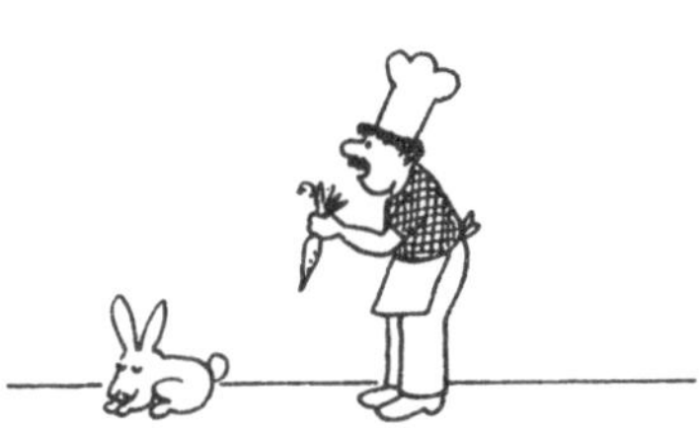

Ces six paliers mènent en douceur au jeûne. Ils seront plus ou moins longs suivant la durée du jeûne envisagé. Chaque palier couvrira le temps d'un repas, d'un jour ou de plusieurs jours. Au début on fixera la durée du jeûne choisi, et l'on déterminera les paliers correspondants d'après les schémas proposés. Puis, avec l'entraînement, on sentira instinctivement la durée juste pour chaque palier et pour le jeûne lui-même.

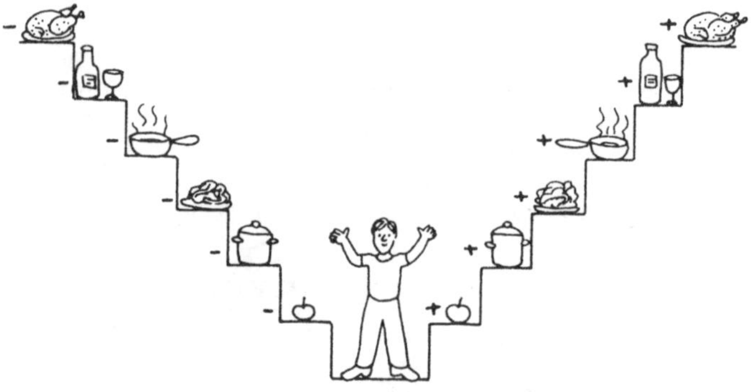

2. *Le jeûne proprement dit*

Pendant le jeûne, ne consommer aucun aliment solide, mais boire de l'eau ou d'autres boissons à volonté, en se laissant guider par sa soif, pour autant qu'elle soit normale. Ce n'est pas le cas lorsque l'organisme est très intoxiqué, il faut alors absorber 1,5 à 3 litres d'eau par jour.

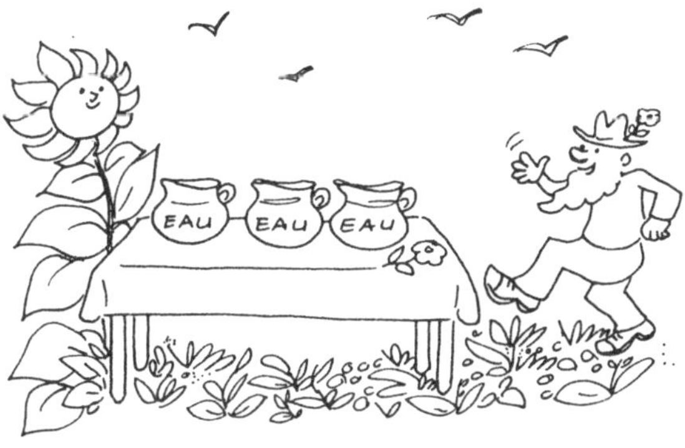

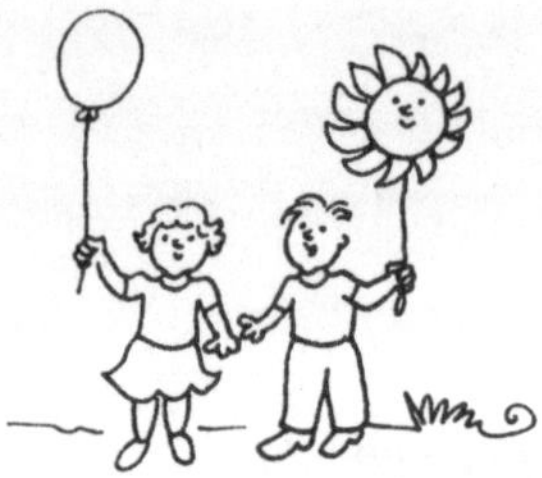

En général, la faim disparaît après un ou deux jours de jeûne complet. Si les paliers de réduction alimentaire ont été respectés, le jeûne sera le plus souvent agréable, avec des symptômes légers et momentanés, traduisant l'intensification des fonctions éliminatoires. Celles-ci peuvent être aidées par des moyens auxiliaires de détoxication. Toutefois, si l'élimination est trop intense, il faudra revenir en arrière d'un ou deux paliers pendant quelques heures, voire quelques jours.

Le jeûne est une période idéale pour apprécier notre aliment le plus important : l'air !
Plutôt que de concevoir le jeûne comme la suppression d'aliments solides, on peut le vivre comme un festin de liquides et d'oxygène, un temps pendant lequel on remplace les fruits de la terre par l'exploration des ressources prodigieuses de l'eau et de l'air. A travers ces forces naturelles, on peut apprendre à se nourrir en substituant aux énergies matérielles des énergies plus subtiles.

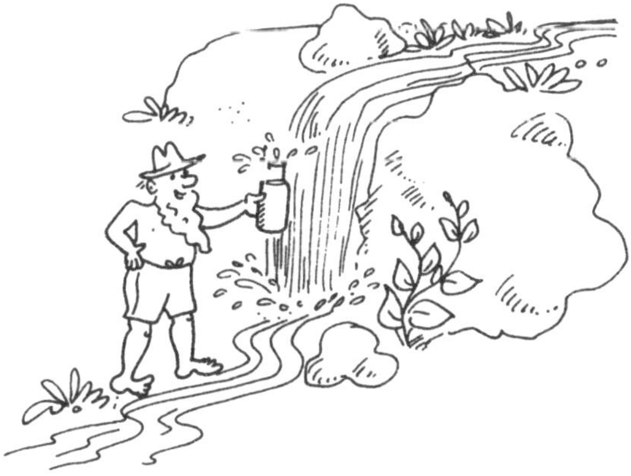

TABLEAU DES SYMPTÔMES ET SIGNES SURVENANT AU COURS D'UN JEÛNE

SYMPTOMES ET SIGNES	QUE FAIRE ?
Mauvaise haleine et mauvais goût dans la bouche	Brossage soigné des dents et des gencives, râclage de la langue. Gargarismes. Exercices respiratoires.

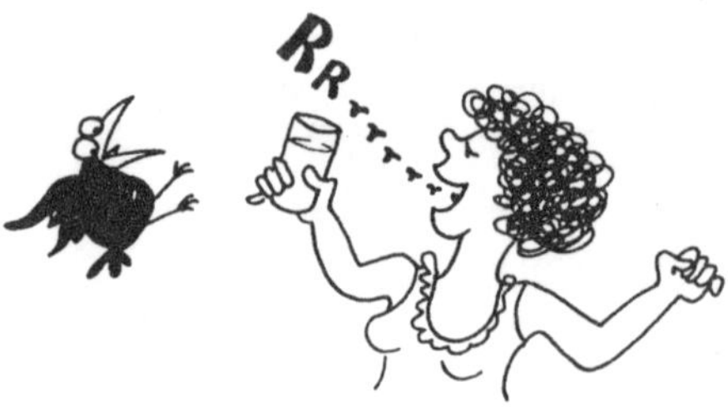

Odeurs corporelles fortes

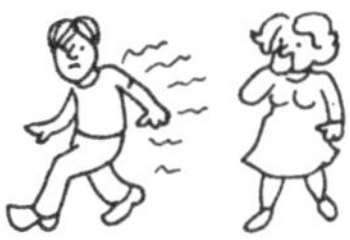

Brossage à sec de la peau au gant de crin. Douches fréquentes (avec un «savon sans savon», c'est-à-dire sans alcalins).

Nez bouché

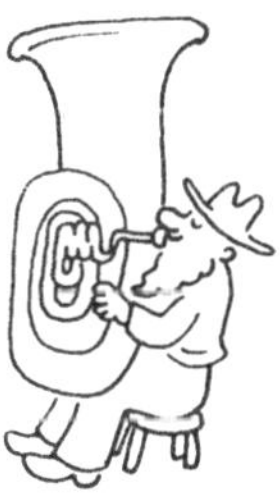

Rincer le nez avec du sérum physiologique ou de l'eau très légèrement salée (sel marin). Vider l'arrière gorge en reniflant, en crachant ou en se gargarisant. Pratiquer des exercices d'expiration contre résistance (comme si l'on jouait de la trompette).

Haleine à odeur d'acétone

Douche rectale ou lavement.

Odeur de bile

Douche rectale ou lavement.

Maux de tête, nausées

Bouillotte sur la région du foie. Tisanes dépuratives.

Urine foncée à odeur forte 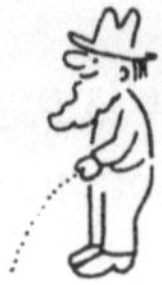	Augmenter les boissons. S'allonger un instant avec les jambes surélevées.
Insomnie, fatigue 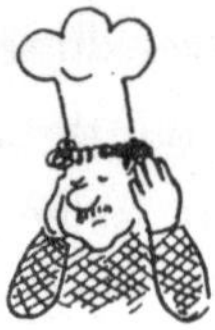	Se relaxer (utilisation de chaleur ou d'exercices physiques).
Douleurs aiguës, fièvre 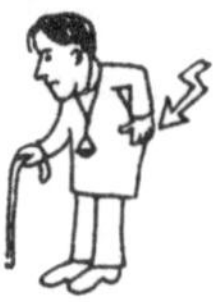	Application de glace ou de compresses froides.
Sensation de froid 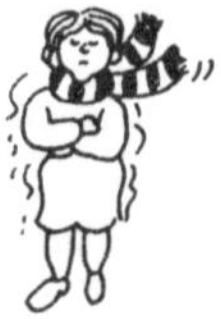	Bain chaud, sauna, frictions, bouillote, exercices physiques, yoga.

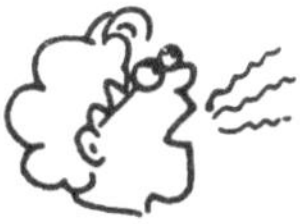

Si les symptômes de nausées, vertiges et faiblesse sont associés à une odeur d'acétone de l'haleine et qu'ils persistent après une douche rectale ou à un lavement, il convient soit de cesser le jeûne, soit de prendre un peu de sucre naturel dilué (miel, sirop d'érable, fructose, sucre de malt, etc.). Ces sucres rétablissent la glycémie en quelques minutes et font disparaître les troubles dûs à une acétonémie excessive. (Une légère acétonémie est utile puisqu'elle fait disparaître la sensation de faim, alors qu'un excès devient désagréable).

La plupart des symptômes rencontrés pendant le jeûne restent très légers si l'on suit les paliers recommandés ; ils disparaissent rapidement en appliquant les moyens conseillés.

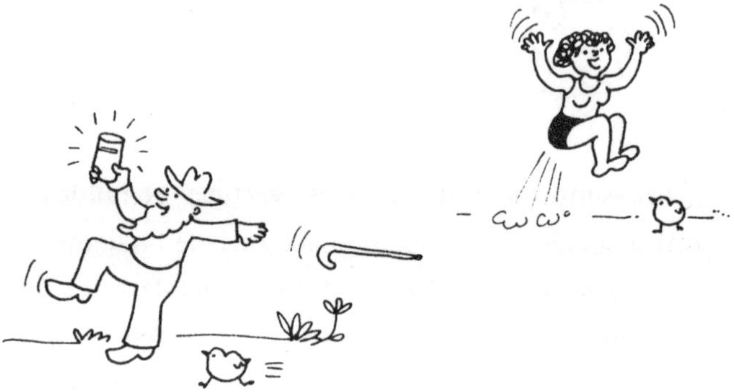

Le jeûne permet d'apprendre à connaître son corps et à contrôler l'élimination afin de maintenir un état de bien-être quasi constant. Durant le jeûne, des émotions anciennes peuvent apparaître pendant quelques instants; le fait de manger supprime en général l'expression de ces bouffées émotionnelles. On peut apprendre à les canaliser dans des activités physiques contrôlées. Par exemple : s'étirer, pleurer, grimacer, crier, frapper sur quelque chose, trépigner, se mettre en colère contre un

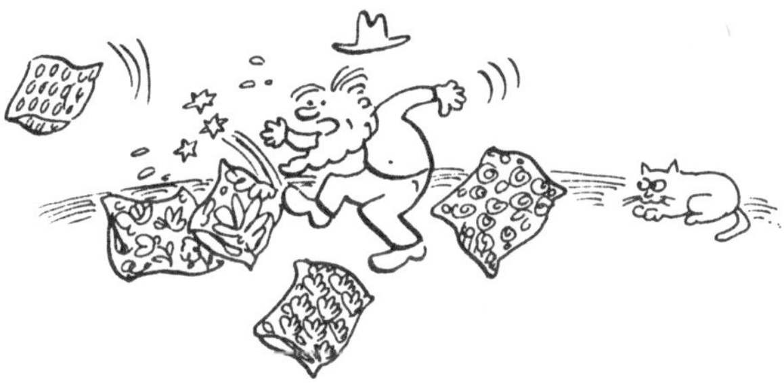

oreiller, déchirer de vieux journaux, gribouiller, etc. ... L'isolement est conseillé pour ces manifestations si l'entourage est incapable de respecter ces expressions et s'alarme inutilement. L'idéal est, bien sûr, de pouvoir être soutenu par une personne aimante et comprenant la valeur de ce travail de défoulement. Il peut être utile de s'imposer une limite dans le temps (par une minuterie sur dix minutes au plus pour commencer) afin de ne pas être submergé par un raz-de-marée d'émotions refoulées.

En dehors des phases d'élimination physique et psychique (qui durent en général de quelques minutes à quelques heures au maximum), l'humeur est généralement euphorique et sereine au cours d'un jeûne. Sur le plan mental, la lucidité et la clarté d'esprit sont remarquables (idéal pour préparer un examen !). Sur le plan spirituel, on fait l'expérience d'une réceptivité accrue aux grands courants universels d'harmonie, d'amour et de sagesse.

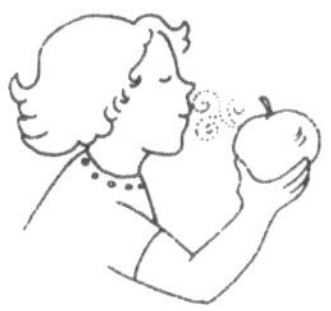

3. *La réalimentation (en crescendo)*

Pour la réalimentation, les paliers sont l'inverse de ceux qui ont précédé le jeûne. Il est alors facile de se laisser guider par l'instinct alimentaire vers un fruit ou un légume. Les mécanismes instinctifs du corps fonctionnent à merveille après le jeûne. Ce qui correspond aux besoins physiologiques est attractif à la vue, au toucher, à l'odorat et au goût. Mais attention, manger bouchée par bouchée, juste assez pour se nourrir et pas plus ! Au début l'organisme ne supporte que de petites quantités de nourriture. Certaines écoles recommandent de ne cesser le jeûne que lorsque l'organisme est tout-à-fait libéré de ses toxines, que la langue est propre, l'urine claire et que la «vraie faim» réapparaît.

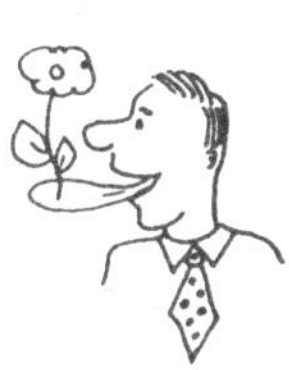

Toutefois, avant d'entreprendre de longs jeûnes, mieux vaut apprendre à contrôler soi-même des jeûnes de courte durée. Si un jeûne dépasse la capacité individuelle de contrôle, la reprise alimentaire peut s'accompagner de fringales et de boulimies. Cela correspond à une réaction du subconscient dont les habitudes ont été muselées pendant le jeûne et qui déclenche une envie obsessionnelle de tout dévorer ou qui nous persuade que le «retour à la normale» sera accéléré en mangeant davantage ! On peut faire face aux crises de boulimie en mâchant du chewing-gum sans sucre, des bâtons de réglisse, du pain sec, une carotte, ou tout aliment dur, que l'on recrache sans l'avaler.
Une réalimentation bien contrôlée évite l'un des dangers du jeûne, à savoir une prise de poids excessive causée par une reprise alimentaire trop rapide. Le jeûne n'est pas une cure d'amaigrissement mais un moyen de détoxiquer l'organisme.

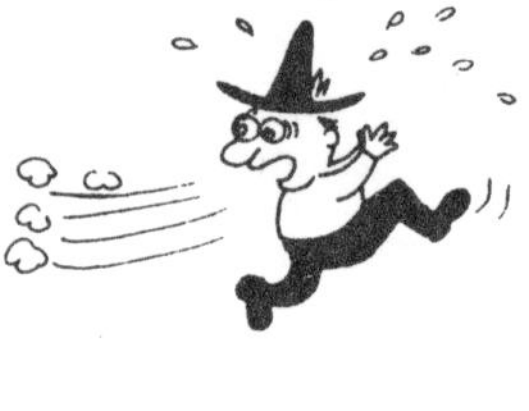

6.3. OÙ ET QUAND JEÛNER

Jeûner est une occasion de «prendre du temps pour soi» - ne serait-ce que pour être attentif à ce qui se passe dans notre corps. Une fois acquis, le jeûne peut être pratiqué n'importe quand et n'importe où pour autant que les paliers alimentaires soient respectés ainsi que les moments de tranquillité nécessaires à la régénération. Pour commencer, une période de vacances peut être propice afin d'associer repos physique, oxygénation et exercices en contact avec les forces de la nature.

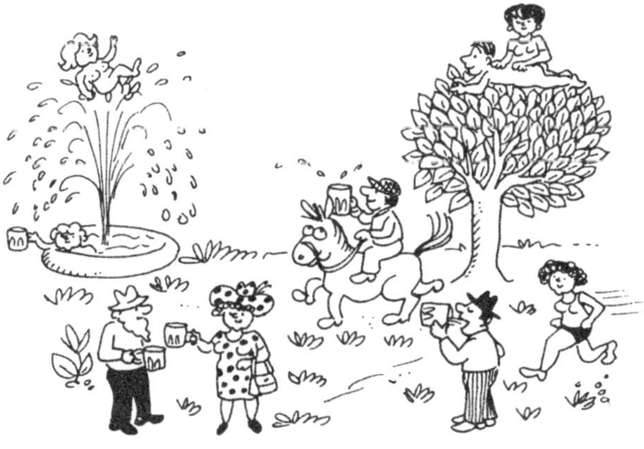

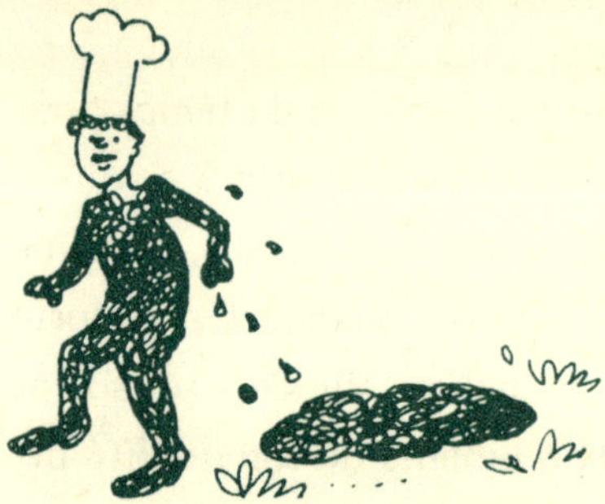

Un lieu de cure thermale peut être bénéfique grâce aux eaux chargées de vitalité et à l'utilisation de massages et autres méthodes de santé (le jeûne permet d'éviter le «point faible» des cures... à savoir les menus gastronomiques à la sortie des bains !).
Avec un peu d'entraînement, on peut jeûner chez soi tout en continuant à mener une vie active, et être souvent même étonné d'avoir beaucoup plus d'énergie qu'en temps normal !
On peut jeûner un jour par semaine, un à trois jours tous les mois, lors des solstices et des équinoxes ou lors de tout changement du rythme de vie (voyage par exemple), ou encore, tout simplement,

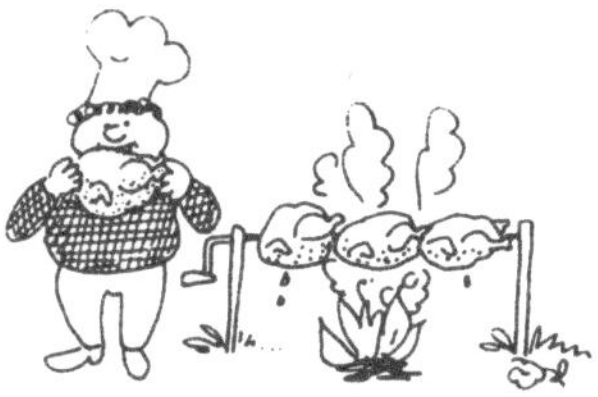

BOULIMIE.

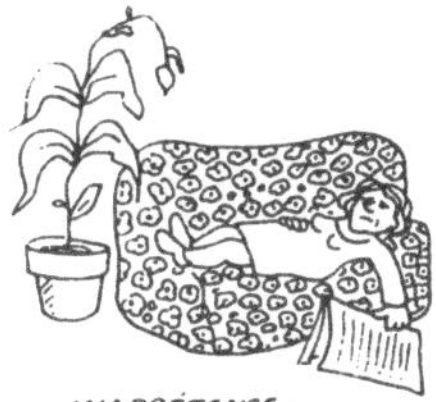

INAPPÉTENCE

lorsque le besoin s'en fait sentir. Celui-ci se manifeste soit par un manque d'appétit (rien ne nous fait plus plaisir), soit par une boulimie et une envie d'excitants dues à l'intoxication de notre corps. Inappétence, boulimie ou désir de stimulants sont des signes du besoin de repos de nos fonctions digestives. Il est précieux de pouvoir jeûner dès l'apparition de symptômes de refroidissement, ou de toute autre affection courante. Un jeûne peut être aussi utile lors d'états émotionnels intenses, tels que colères, chagrins, fortes joies et peines.

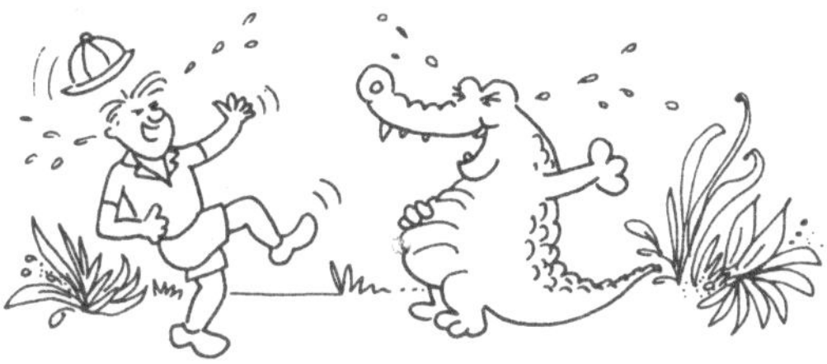

6.4. QUE BOIRE PENDANT LE JEÛNE ?

Les Jus de Fruits

Pendant un jeûne de courte durée, consommer des jus de fruits sitôt pressés, soit nature, soit dilués avec de l'eau de source.

- **Pamplemousse** : dilué à 50 % ou plus.

- **Citron** : à boire sous forme d'eau citronnée (1/2 verre de citron pressé frais dans 1/2 à 1 litre d'eau). L'eau citronnée constitue une excellente boisson pour le jeûne par la richesse du citron en vitamine C qui favorise l'élimination et assure une légère stimulation naturelle de l'organisme. Les «sensations de manque» dues à la suppression des repas diminuent, puis disparaissent.

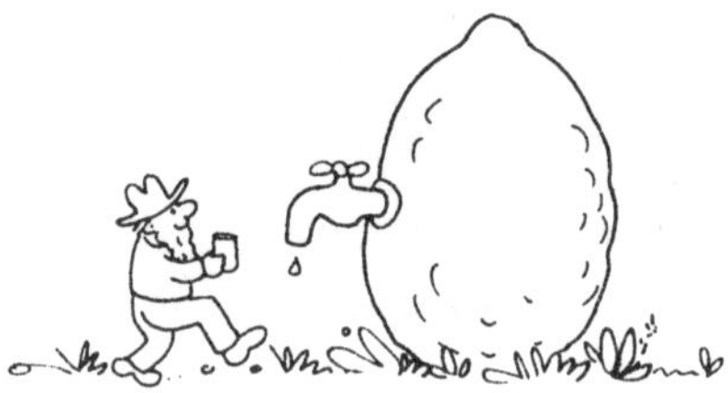

- **Oranges** : à diluer comme le citron.

- **Pommes, poires, abricots, pêches, fraises, melons, pastèques, etc.** : agréables au goût et remarquablement dépuratifs.

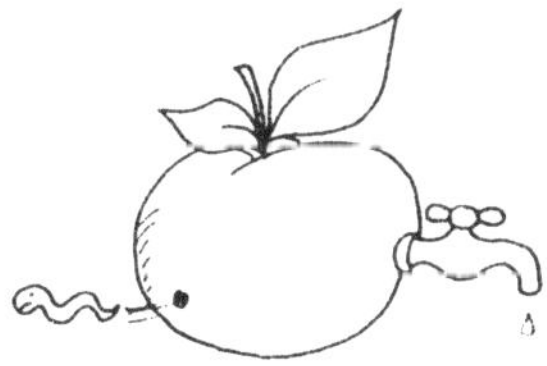

- **Raisin** : à consommer en jus ou sous forme de cure de quelques jours.

Ne pas mélanger les fruits et respecter un intervalle de quelques heures entre jus de fruits et jus de légumes (ou entre deux sortes de jus de fruits).

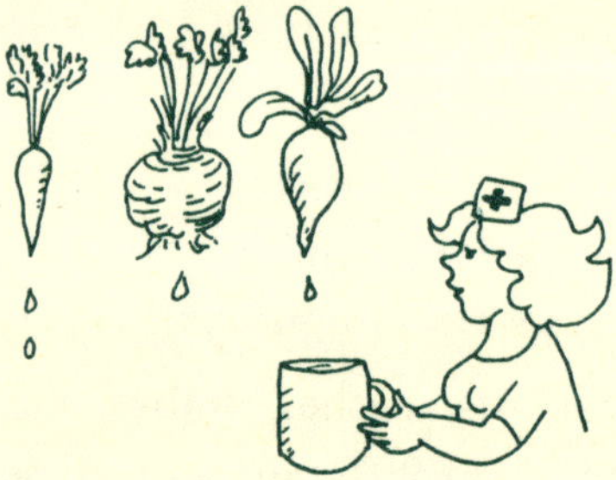

Les Jus de Légumes

L'idéal est de prendre une sorte de légume à la fois et d'en boire le jus sitôt pressé. Celui de certains légumes comme le poireau, le radis noir ou la pomme de terre, demande à être dilué dans de l'eau. On peut mélanger deux ou trois légumes entre eux, ou avec de la pomme (le seul fruit qui se marie bien avec les légumes). Exemple : carotte-céleri-betterave ; épinard-carotte-ail ; carotte-pomme-céleri ; tomate-laitue-concombre. A défaut de jus frais, on peut utiliser des jus de légumes conservés en bouteille par lacto-fermentation.

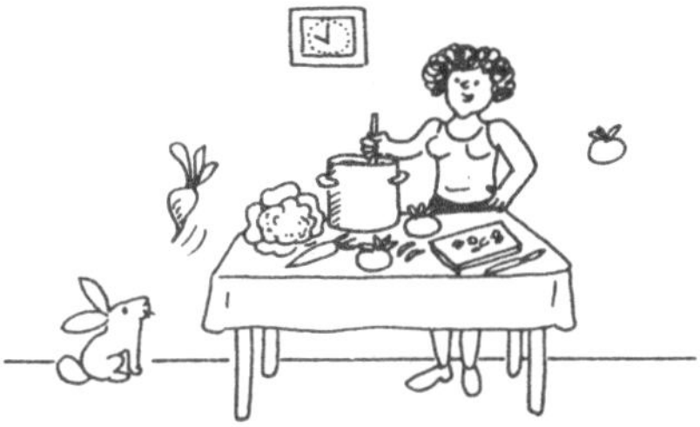

Bouillons de Légumes crus ou cuits

Le bouillon de légumes crus s'obtient en coupant un ou plusieurs légumes en petits morceaux qu'on laisse tremper dans de l'eau à température ambiante pendant douze à vingt-quatre heures. Les vitamines et minéraux contenus dans les légumes passent dans l'eau qui sera filtrée et bue, tandis que les légumes seront jetés. Ce breuvage végétal favorise la diurèse et les mécanismes d'élimination. Les bouillons de légumes cuits se préparent en portant à ébullition pendant dix minutes l'eau et les légumes coupés fins, puis en les laissant reposer trente minutes. Filtrer, jeter les légumes et boire le bouillon à température du corps. Les bouillons crus sont préférables aux bouillons cuits car la cuisson détruit des vitamines et des enzymes de valeur.

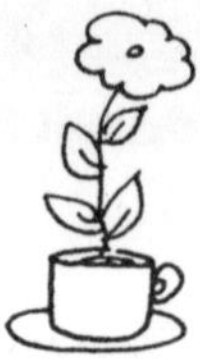

Aux bouillons crus ou cuits, on peut ajouter un peu de piment de Cayenne trempé dans de l'eau puis filtré ou des herbes aromatiques. L'expérimentation personnelle permet de sentir le bouillon le mieux adapté à nos besoins du moment.

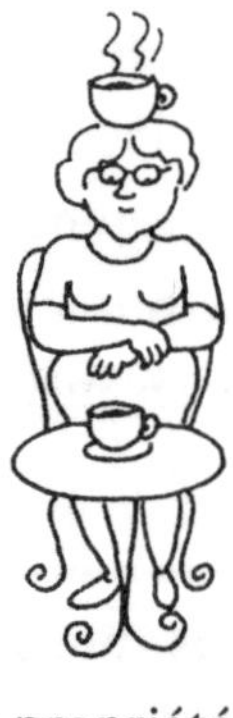

Tisanes Médicinales

Des tisanes choisies d'après leurs propriétés médicinales peuvent être bénéfiques. Éviter de les sucrer ou les sucrer très légèrement avec du miel. Ne pas boire trop chaud.

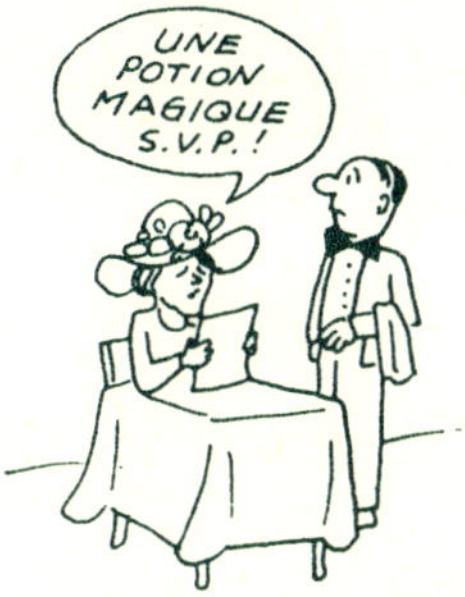

La Potion Magique (master cleanser)

Prendre un volume de jus de citron, un volume de sirop d'érable, sept volumes d'eau et un volume d'eau dans laquelle a macéré du piment rouge de Cayenne (écraser celui-ci avant l'emploi, le filtrer et le jeter après la macération).
Le jus de citron et le piment de Cayenne sont des stimulants des fonctions émonctoires. Le sucre naturel d'érable assure une glycémie constante et évite les moments de faiblesse caractéristiques des jeûnes à l'eau pure. Un jeûne à la potion magique permet des paliers en decrescendo beaucoup plus courts que ceux à l'eau ou à d'autres boissons. La potion magique peut aussi être utilisée pour corriger les symptômes d'acétonémie des jeûnes.

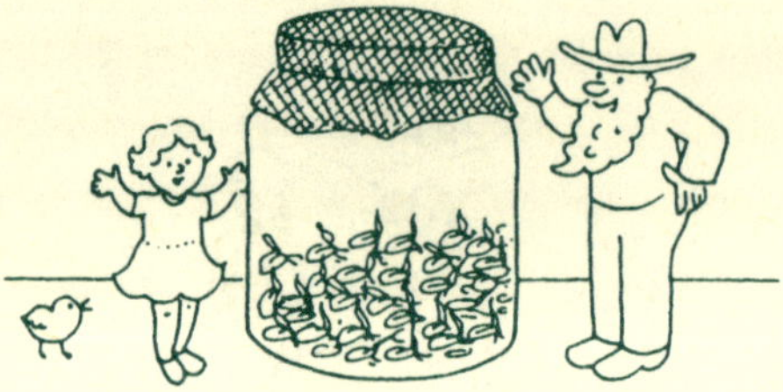

Réjuvélac

Faire tremper pendant une nuit une poignée de grains de blé (de culture biologique) dans un bocal. Recouvrir celui-ci d'une toile moustiquaire maintenue par un élastique. Le lendemain vider l'eau, rincer les grains à grande eau sous le robinet et laisser le bocal incliné à 45 degrés, ouverture vers le bas, à l'ombre, pendant trois jours. Rincer matin et soir. Les grains de blé auront alors germé et seront prêts pour faire du réjuvélac : broyer les graines germées grossièrement (hache-viande ou mixer) et mettre une poignée de broyat au fond d'un bocal d'un ou deux litres, le remplir d'eau non chlorée et laisser fermenter pendant trois jours. Filtrer puis boire le liquide. Sa richesse en minéraux, vitamines et enzymes (issus de la fermentation) confère au réjuvélac des propriétés de haute valeur comme boisson de jeûne.

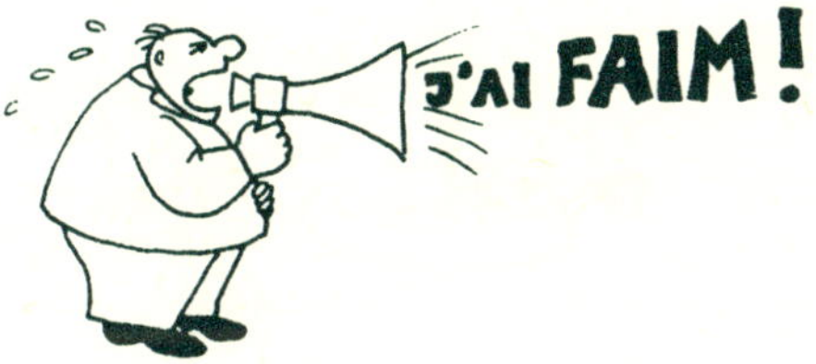

6.5. LES ÉTAPES D'APPRENTISSAGE

Une personne intoxiquée se sent mal lorsqu'elle est privée de sa «drogue alimentaire». Une personne en bonne santé peut sauter un ou plusieurs repas sans autre réaction que la faim. Jeûner peut être un plaisir si l'on apprend à dialoguer avec son corps, à éviter de le brusquer ou de le contraindre à des disciplines trop rigides. Comme pour la pratique d'un sport, *l'entraînement par paliers est important pour le jeûne.* Il s'agit d'assurer un débit d'élimination régulier afin d'éviter une «vidange» trop impétueuse. Voici quelques exemples de schémas de jeûnes :

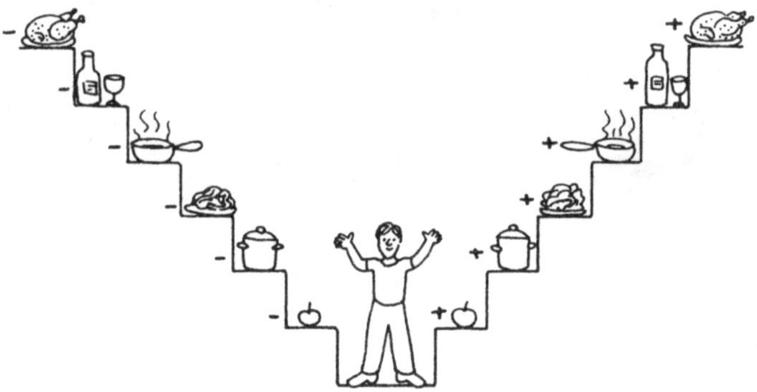

5 jours : 2 jours de decrescendo (avec 1 palier par repas, soit 3 paliers par jour)
1 jour de jeûne
2 jours de réalimentation

9 jours : 3 jours de decrescendo (avec 2 paliers par jour)
3 jours de jeûne
3 jours de réalimentation

15 jours : 6 jours de decrescendo (1 palier par jour)
3 jours de jeûne
6 jours de réalimentation

30 jours : 12 jours de decrescendo (1 palier tous les 2 jours)
6 jours de jeûne
12 jours de réalimentation

48 jours : 18 jours de decrescendo (1 palier tous les 3 jours)
12 jours de jeûne
18 jours de réalimentation

Le point clé de ces schémas réside dans un apprentissage progressif des phases de «débrayage», puis d'«embrayage» alimentaire.

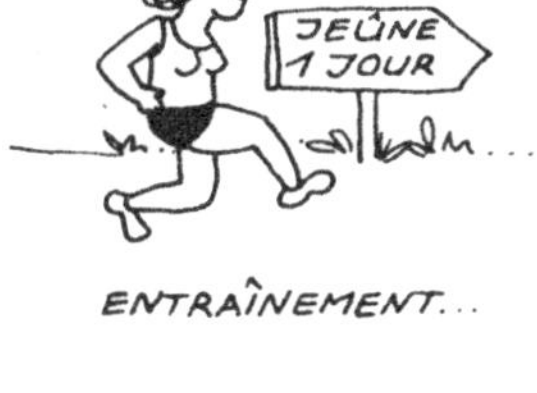

ENTRAÎNEMENT...

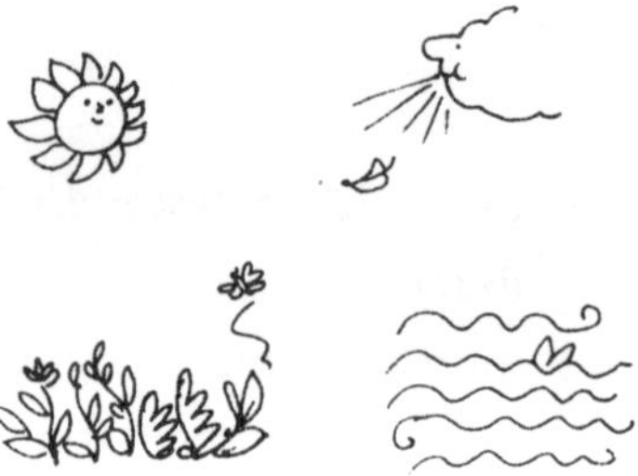

7.

LES MOYENS PHYSIQUES DE DÉTOXICATION

7.1. LES 4 ÉLÉMENTS

Une diète de détoxication ou un jeûne sont des moments propices pour utiliser la puissance régénératrice des quatre éléments de la nature. En effet, l'air, l'eau, le soleil et la terre sont les agents curatifs les plus efficaces qui soient. Associés à un régime alimentaire ou à un jeûne, ils permettent d'éviter la plupart des symptômes d'élimination désagréables car ils régularisent les fonctions émonctoires et réveillent des mécanismes de régénération et de guérison.

7.2. L'AIR

L'oxygénation profonde, si possible à l'air ionisé des environnements naturels, est une source de santé merveilleuse. N'oublions pas que l'air est notre aliment le plus important (nous ne pouvons nous en passer plus de quelques dizaines de secondes). Beaucoup de phénomènes d'intoxication proviennent d'une oxygénation insuffisante du sang, conséquence d'une activité physique restreinte, dans un air pollué et pauvre en ions négatifs. Une personne sédentaire supporte mal une alimentation trop riche, car ses poumons n'arrivent pas à brûler suffisamment de toxines. L'état d'inertie et de lourdeur qui s'ensuit inhibe l'exercice physique alors que c'est justement celui-ci qui permettrait l'oxygénation nécessaire à purifier et à revitaliser son corps.

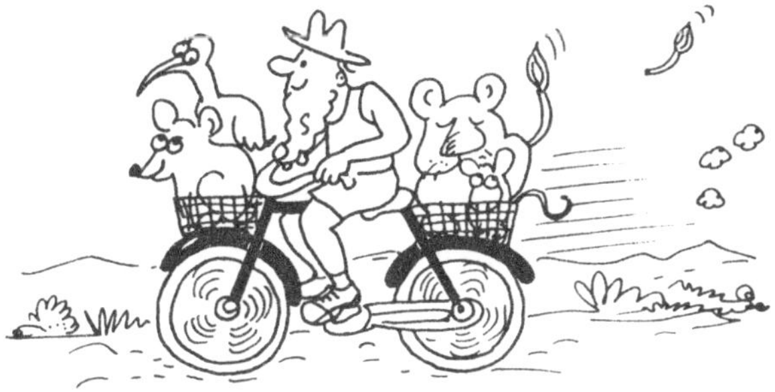

La meilleure des gymnastiques respiratoires est celle qui accroît naturellement la respiration. Tous les sports sont bons à condition d'être pratiqués progressivement. La marche et la course à pied en campagne, en montagne ou en forêt sont excellents.

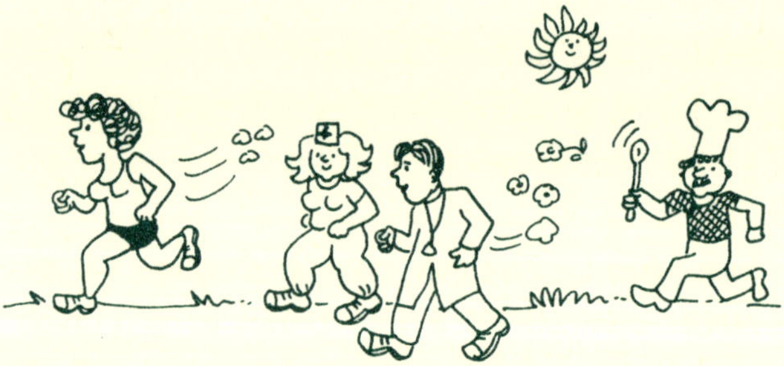

Les exercices respiratoires qui développent la respiration abdominale sont à recommander ; ils donnent une grande amplitude de mouvement au diaphragme. Quelques minutes de nu intégral et journalier revigorent l'épiderme. Une chambre fraîche et bien aérée dispense un sommeil réparateur ; l'utilisation d'un appareil d'ionisation négative et des exercices de respiration contrôlée sont d'autres moyens utiles pour intensifier l'oxygénation.

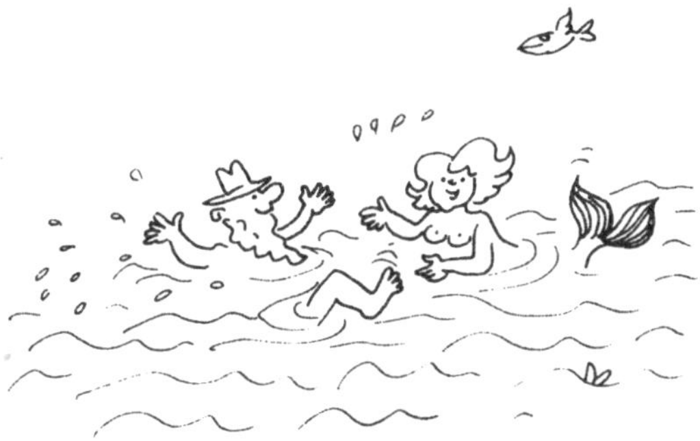

7.3. L'EAU

Il y a de nombreuses façons d'utiliser les bienfaits de l'eau :

- **bain chaud** : précieux pour se relaxer ; s'y détendre pendant 10 à 15 minutes après y avoir ajouté quelques gouttes d'essence aromatique, d'extrait de plantes ou d'algues. Après le bain s'allonger en se couvrant chaudement afin de transpirer (20 à 30 minutes).

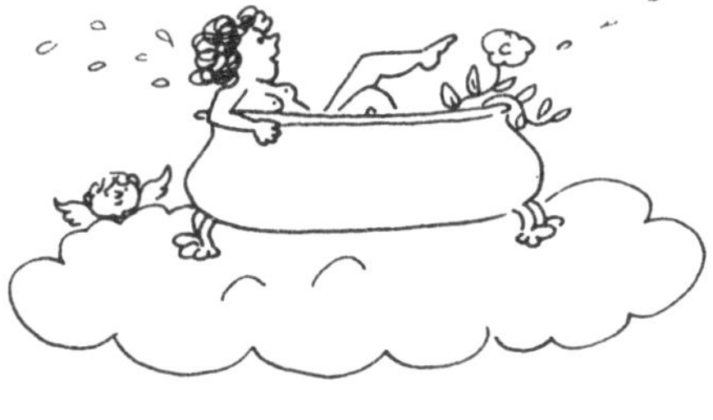

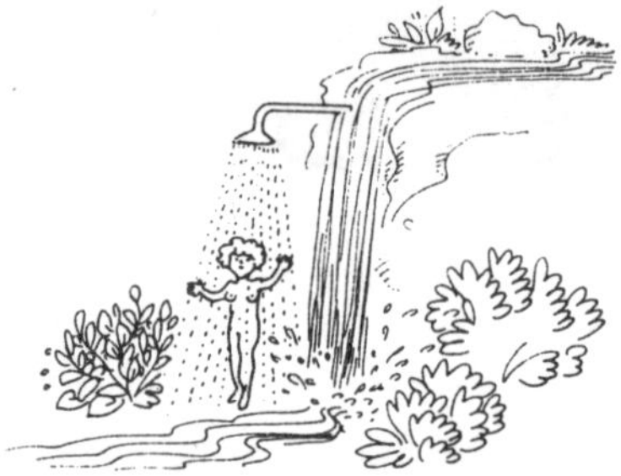

- **douche froide** : pour stimuler son corps (ceci peut remplacer tous les excitants artificiels). Doucher d'abord pieds et mains, puis jambes et bras, fesses, épaules et dos. Ne doucher le visage, les oreilles et le devant du corps que si l'on est suffisamment accoutumé à l'eau froide.
- **douche écossaise** : procure à la fois détente et énergie. Alterner le chaud et le froid et finir toujours par le froid.

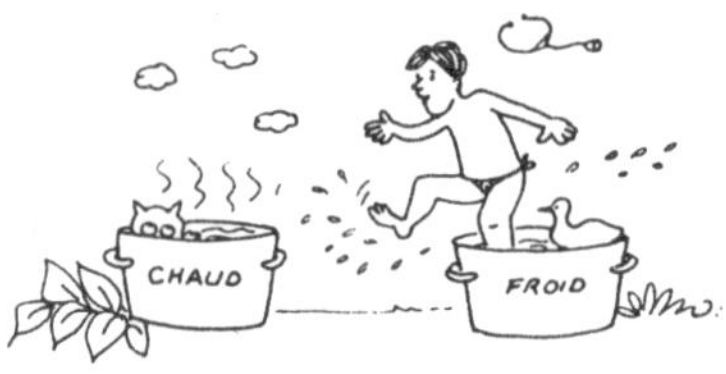

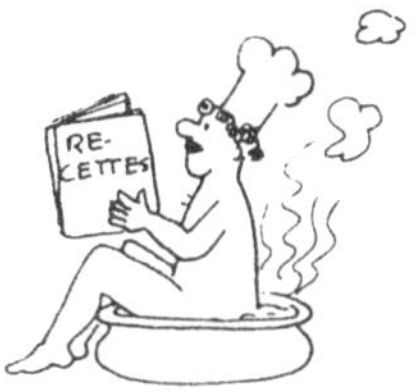

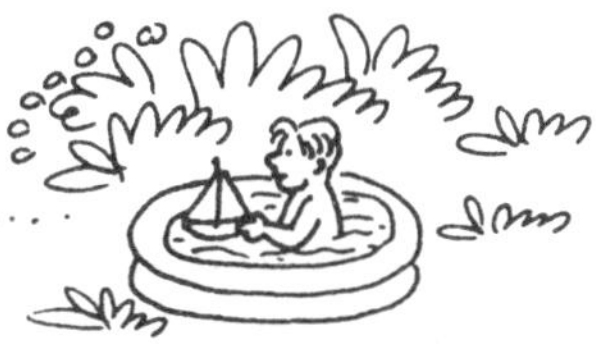

- **bains de mer, bains en piscine thermale, bains de vapeur, bains de pied, de siège, de mains et d'avant-bras, etc.** Mille observations intéressantes attendent celui qui les explore.
- **gargarismes et rinçage du nez,** avec du sérum physiologique, de l'eau plate ou de l'eau très légèrement salée, nettoient l'arrière gorge et les fosses nasales, où stagnent souvent des déchets et des mucosités.
- **bains d'yeux** : avec quelques gouttes d'extrait de plantes (sauge, euphraise, etc.), utiles pour les yeux irrités.

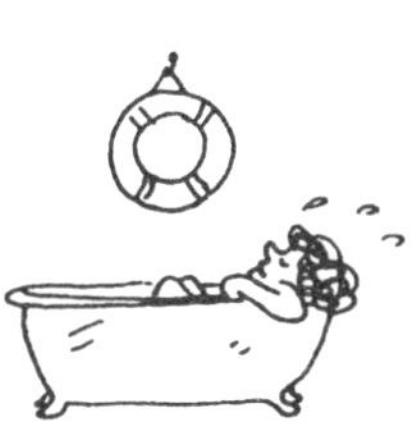

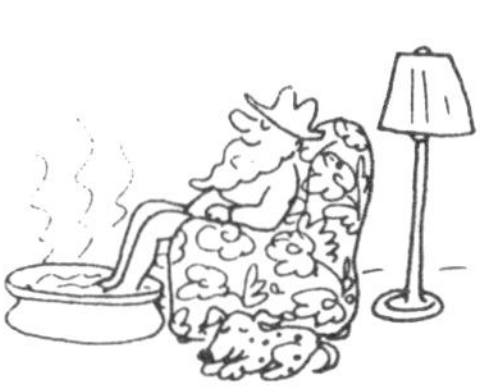

- **lavements intestinaux à l'eau** : une des techniques de détoxication parmi les plus efficaces ; ils facilitent l'évacuation des déchets qui stagnent dans le gros intestin et stimulent les muscles du côlon.

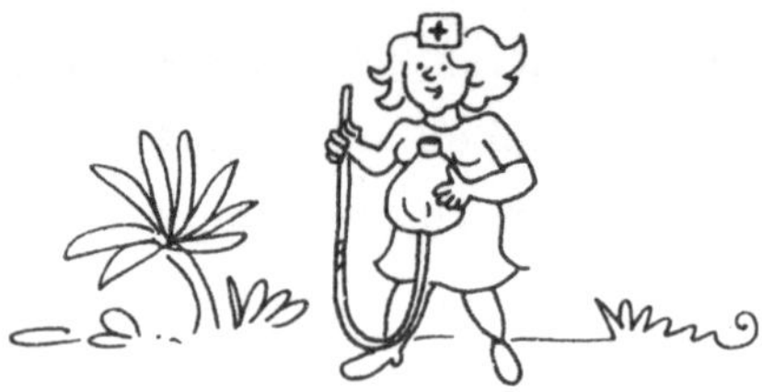

Matériel

- poche en caoutchouc souple ou bac plastique d'une contenance d'environ 2 litres, à suspendre au mur ;
- tuyau avec pince d'arrêt ;
- canule de caoutchouc souple, d'une longueur de 60 à 80 cm et d'un diamètre de 6 mm (vendue dans le commerce sous le nom de «sonde œsophagienne en caoutchouc souple»).

Emploi

- Remplir la poche d'eau à température du corps (y plonger la main, l'eau doit être tempérée) ;

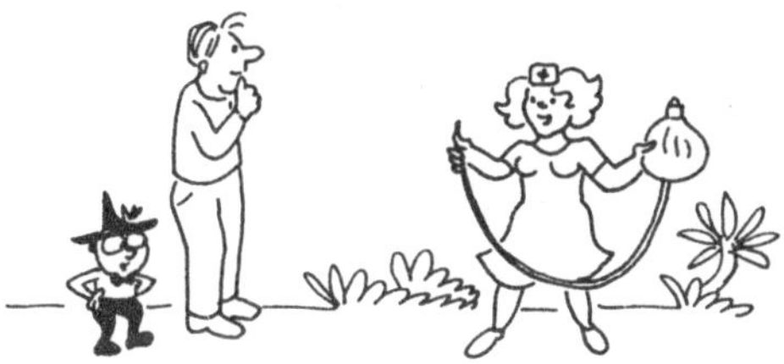

- mettre un peu de vaseline ou d'huile dans l'anus et sur le tuyau pour faciliter le passage de la canule ;
- vider l'air du tuyau en laissant couler un peu d'eau ;
- introduire la canule de quelques centimètres dans l'anus ;

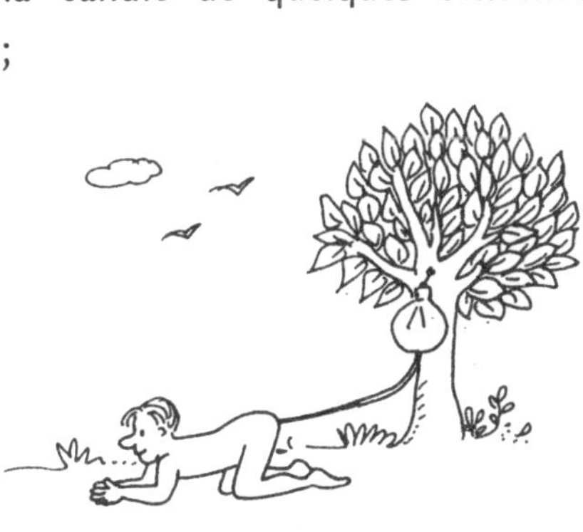

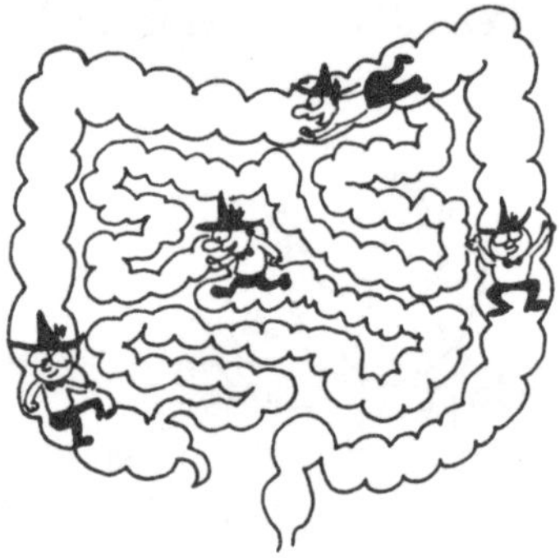

- laisser couler l'eau tout en introduisant progressivement la canule souple sur toute sa longueur ; (cette longue canule évite un besoin immédiat d'aller à la selle en permettant à l'eau de s'écouler dans tout le côlon plutôt que de s'accumuler dans la poche rectale) ;
- la position sera génupectorale ou sur le dos avec le bassin surélevé, ou sur le côté gauche en chien de fusil, ou encore debout en faisant l'exercice de yoga Udiyana (en fin d'expiration faire rentrer le ventre par une fausse inspiration et le laisser revenir rapidement).

- laisser couler si possible toute l'eau, en tapotant le ventre avec les doigts ou en massant l'intestin ; respirer profondément et se détendre au maximum. Chaque fois qu'une contraction péristaltique s'accompagne d'une envie d'évacuer, cesser l'écoulement de l'eau pendant quelques instants, se relaxer en respirant profondément puis continuer. Si le besoin d'évacuer est trop intense, voire douloureux, arrêter l'écoulement de l'eau, retirer la canule, aller à la selle puis recommencer.

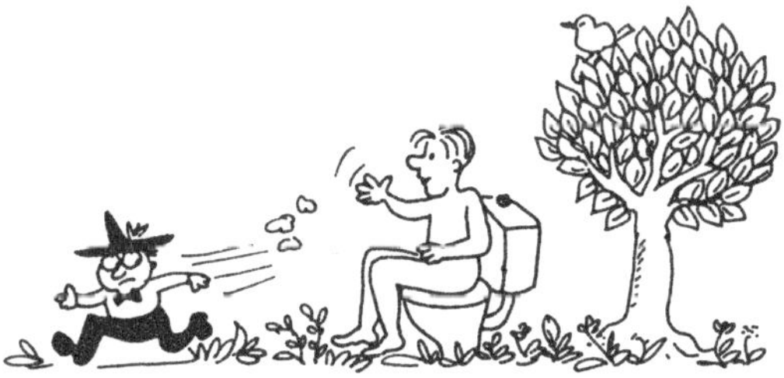

Une fois toute l'eau écoulée, continuer le massage quelques minutes, puis évacuer. Il est préférable de ne pas chercher à garder l'eau plus de quelques minutes.

En temps normal, on peut pratiquer un lavement une fois par semaine ou même tous les jours. Pendant un jeûne, 1 à 2 lavements quotidiens complètent la cure de nettoyage. La crainte que des lavements répétés ne dérèglent les fonctions naturelles est infondée. Beaucoup de gens ont peur des lavements... un peu comme les contemporains de Louis XIV craignaient l'idée de se laver chaque jour. Si l'alimentation comporte assez de végétaux, ceux-ci «ramonent» l'intestin sans qu'il soit nécessaire de recourir aux lavements. Mais, pour la plupart des Occidentaux, l'excès d'aliments raffinés et de produits animaux crée des déséquilibres intestinaux générateurs de troubles multiples. Les lavements sont alors une mesure préventive de grande valeur.

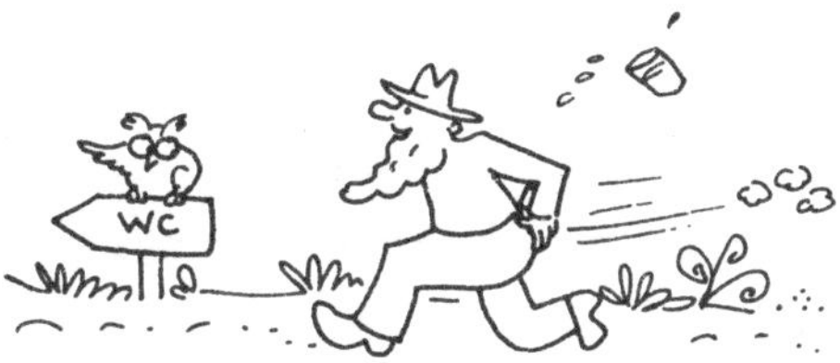

- **douches rectales** : variantes simplifiées de la technique des lavements, elles consistent à laisser pénétrer 1/2 litre à 1 litre d'eau dans le rectum et à l'évacuer immédiatement. Ces douches peuvent être pratiquées une ou plusieurs fois par jour. Utiliser à cette fin une poire de caoutchouc ou un appareil de nettoyage dentaire à flux d'eau, en adaptant la canule.

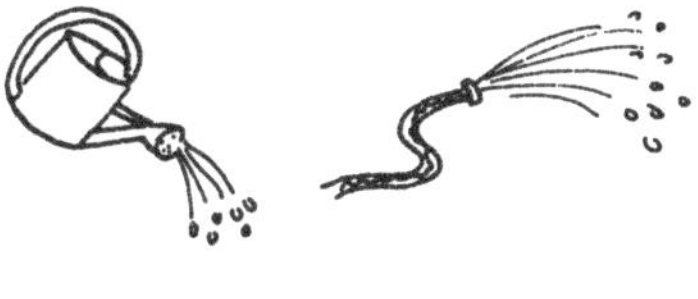

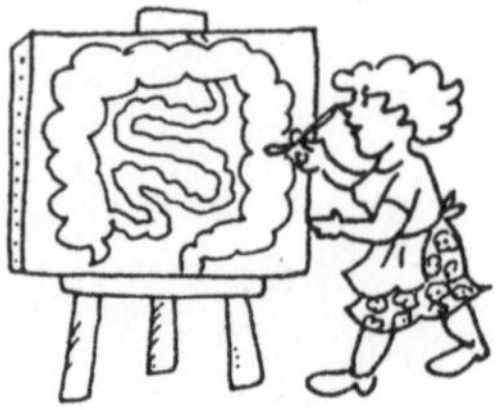

- **autres lavements intestinaux** : à la place de l'eau on peut utiliser du café. Celui-ci stimule les contractions péristaltiques et aide à détacher peaux mortes et matières fécales incrustées dans les parois intestinales. Par voie réflexe il exerce également une stimulation des fonctions hépatiques. Technique : 2 à 4 tasses de café pour 2 litres d'eau ; pratiquer de la même façon que pour un lavement à l'eau, mais ne pas retenir l'eau et le café, aller à la selle immédiatement.
On peut également faire des lavements avec des infusions de plantes (hydrastis-sauge-symphytum-etc.) ou une décoction de gousses d'ail, du jus de jeunes pousses de blé pur ou dilué, du réjuvélac, etc.

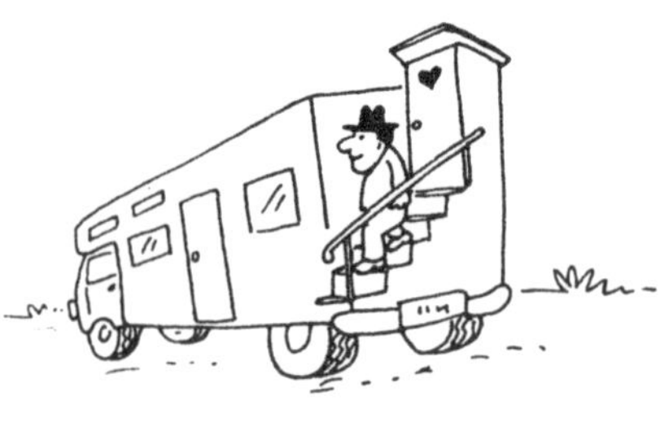

- **irrigations côloniques** : elles consistent en lavements «à grandes eaux» avec un appareil adéquat et une double canule pour l'évacuation simultanée. Effectuées par une personne expérimentée, ces irrigations sont efficaces pour nettoyer en profondeur un côlon encrassé par des déchets non évacués (parfois depuis des dizaines d'années). Sentir son intestin libéré procure un sentiment de bien-être exceptionnel.

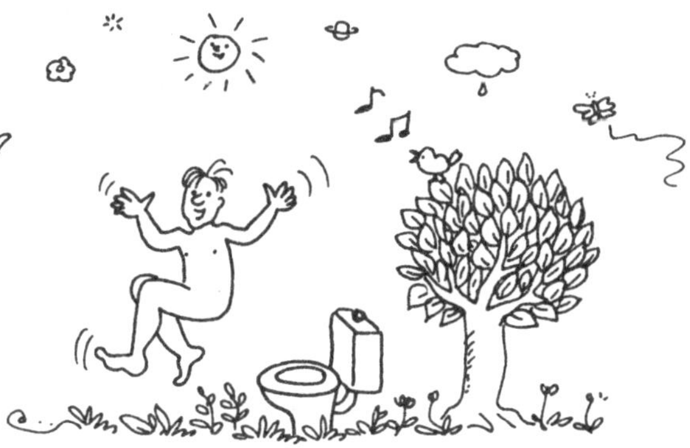

- **purges** : les purges sont souvent irritantes ou génératrices de symptômes désagréables. On peut les éviter en respectant les paliers de réduction alimentaire et en favorisant les végétaux qui entraînent un bon nettoyage de l'intestin. Elles consistent à boire des infusions de plantes ou des eaux chargées de sels minéraux, en évitant tout produit chimique.

7.4. LE SOLEIL

Le soleil est le fondement même de la nutrition humaine. Par la photosynthèse, l'énergie solaire est

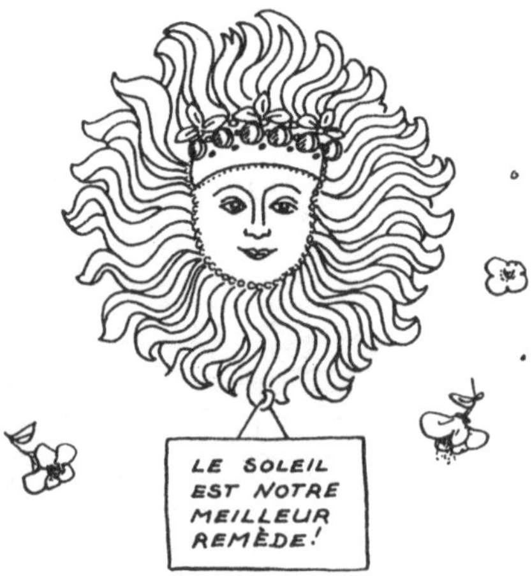

stockée dans les végétaux puis transmise à l'homme par sa nourriture. En exposant son corps au soleil, on peut se nourrir d'énergie solaire «en direct», sans l'intermédiaire des aliments.

Les bains de soleil, si possible intégraux, sont recommandés au cours des jeûnes et des cures de détoxication ; respecter toutefois une exposition progressive et raisonnable. Les crèmes et huiles solaires faussent les mécanismes naturels de tolérance au soleil. Elles ne devraient être utilisées que lorsque l'exposition progressive est impossible (haute montagne, croisière en mer, etc.). Les meilleurs bains de soleil sont les bains sumériens ; la moitié du corps

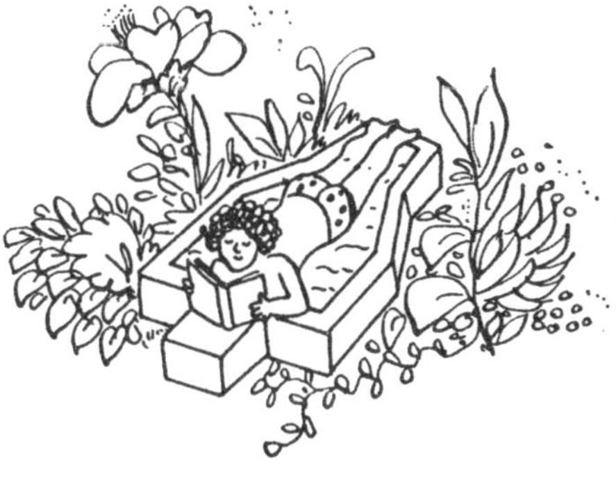

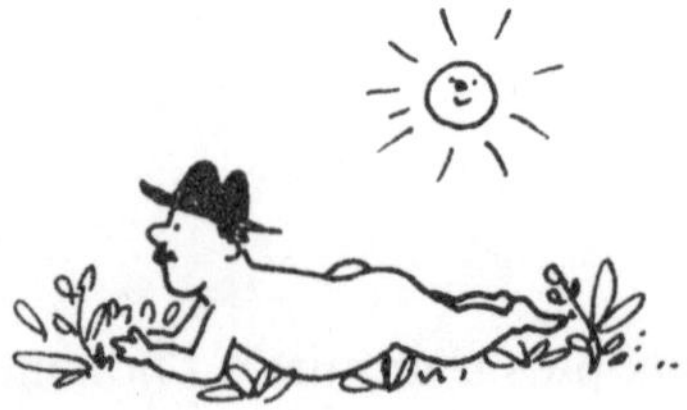

repose dans trois à cinq centimètres d'eau alors que l'autre moitié est exposée au soleil. A défaut de ceux-ci, il est bon d'asperger fréquemment son corps d'eau fraîche. Lors de toute exposition au soleil, boire abondamment. Sans soleil apparent, un bain de lumière du jour est déjà efficace. Le soleil agit par ses deux composants principaux : ses rayons ultraviolets et ses rayons infrarouges. Les premiers provoquent le bronzage et la fabrication de vitamine D par la peau. Les seconds augmentent la circulation du sang, la détente musculaire et la sudation. A défaut de soleil, utiliser d'autres formes de chaleur, telles que les bains chauds et le sauna.

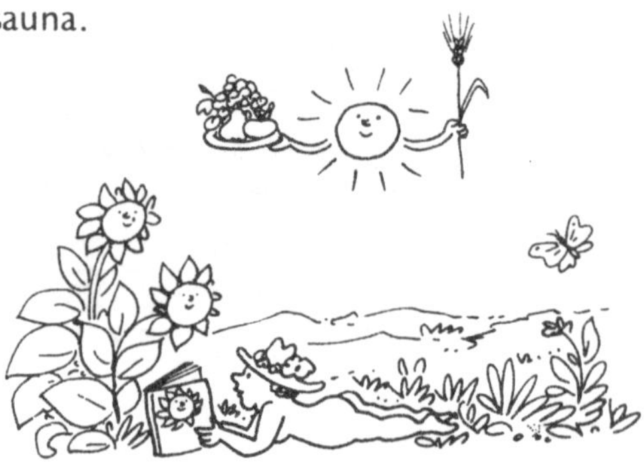

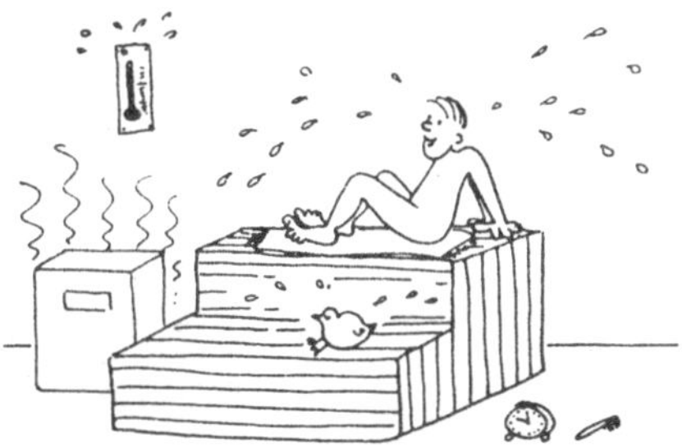

Pour le sauna, la règle d'or est de ne pas forcer. Ne pas rester dans le sauna plus de temps qu'il n'en faut pour élever le pouls à 110 - 120 pulsations par minute, ceci pendant quelques minutes. Quand la chaleur commence à devenir désagréable, cela suffit. Pour se détendre et éliminer par sudation, se reposer tout de suite après le sauna, pendant au moins 20 à 30 minutes, bien au chaud sous une couverture ou un édredon. Pour pratiquer un sauna de stimulation, alterner sauna avec bains et douches froides (sans oublier d'immerger complètement la tête pour éviter toute congestion), puis se reposer au moins 15 minutes. Pendant le sauna, se masser le corps (à mains nues ou avec un gant de crin) et ne pas oublier de boire suffisamment avant et après afin d'éviter tout mal de tête par manque de liquide.

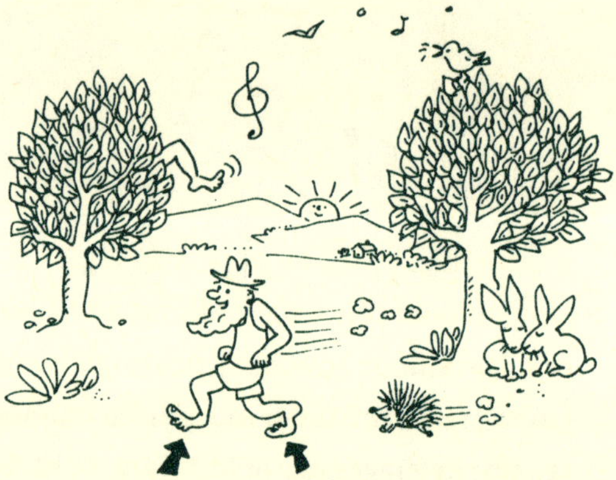

7.5. LA TERRE

Les énergies de la terre sont apportées à l'être humain par les aliments consommés et par les forces électro-magnétiques terrestres que l'on peut absorber de multiples façons : marche (pieds nus de préférence, course à pied, bains de boue, compresses d'argile, réceptivité aux beautés de la nature). Senteurs, couleurs, sons et vibrations constituent un festin pour le nez, les yeux, les oreilles et la peau. Il est donc facile de se nourrir et de se régénérer au contact de la terre.

A côté des quatre éléments de la nature, diverses techniques pratiques contribuent à la détoxication :

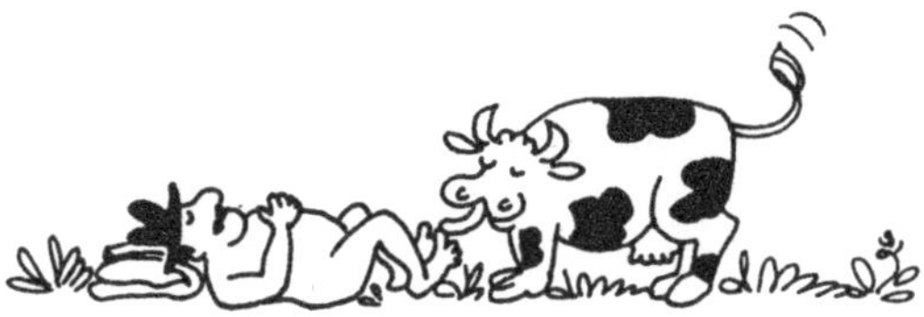

7.6. LA RELAXATION

Un jeûne ou une cure de détoxication sont des moments privilégiés pour apprendre à se détendre. Une activité physique préliminaire (des muscles qui ont travaillé se relâchent profondément), la chaleur (soleil, bains chauds, sauna), les massages de détente, les exercices de respiration contrôlée sont autant de moyens qui favorisent la détente. La relaxation affective s'amorce par des exercices de décharge émotionnelle. Un fond sonore correspondant à l'état d'âme du moment lui est bénéfique. Oser vivre intensément une émotion en la laissant s'exprimer pendant quelques minutes par des mouvements, des sons, cris, pleurs, larmes, rires, etc.

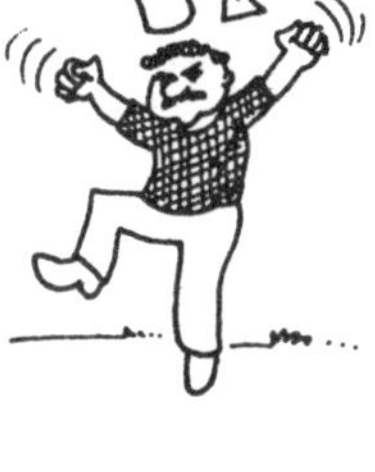

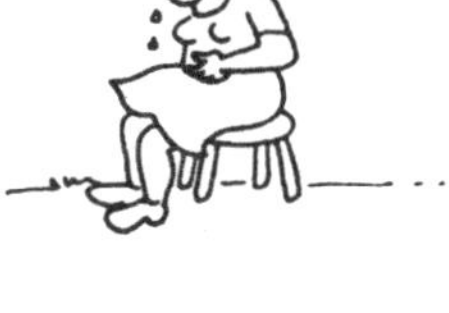

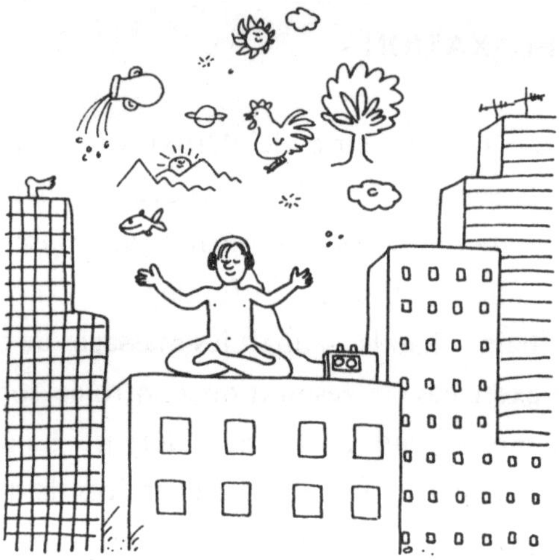

«Dépolluer» son mental s'apprend par les diverses méthodes de détente ou de méditation, qui ont toutes pour but de se délivrer des limitations intellectuelles afin d'atteindre des niveaux de conscience élargis.

Des cassettes de détente dirigée (avec casque stéréophonique si nécessaire) sont utiles pour apprendre à s'isoler, à se détendre profondément et à bénéficier des vastes ressources de la visualisation et de l'imagination.

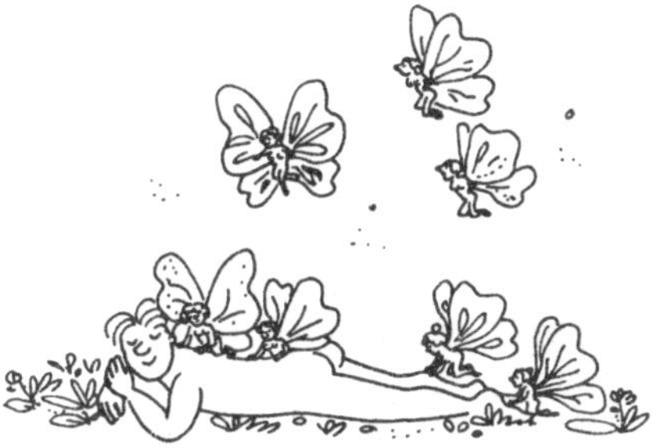

7.7. LES MASSAGES

Les massages améliorent la circulation d'énergie dans le corps et facilitent la détente. Toutes les techniques sont valables, à condition d'être pratiquées d'une façon intuitive et sensible (un massage trop intense peut déclencher des tensions musculaires réflexes ou une vague d'élimination trop forte). Il existe diverses techniques de massage pratiquées par un tiers : le drainage lymphatique (très utile pendant un jeûne car il permet l'évacuation en douceur des toxines libérées par les cellules dans les vaisseaux lymphatiques), la réflexologie, l'acupressure, le toucher de santé, le shiatsu, le massage biodynamique, le massage de bio-énergie, etc.

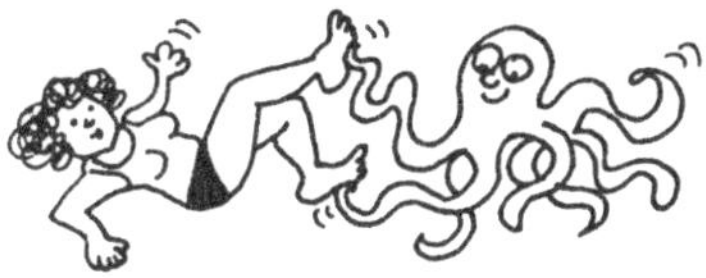

RÉFLEXOLOGIE

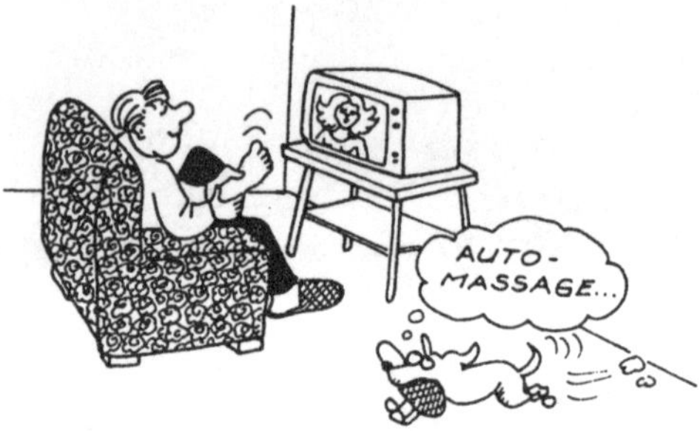

On peut aussi se masser soi-même : massage des mains, des bras, des coudes, des épaules, de la nuque, de la tête, du visage, du thorax, du ventre, des reins, des cuisses, des jambes et des pieds.

7.8. L'EXERCICE PHYSIQUE

Toutes les formes d'exercice physique modéré sont bénéfiques ; le travail musculaire intensifie la ventilation pulmonaire, la circulation sanguine et le métabolisme général.

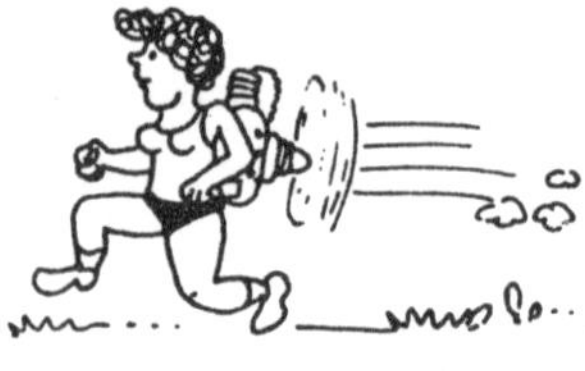

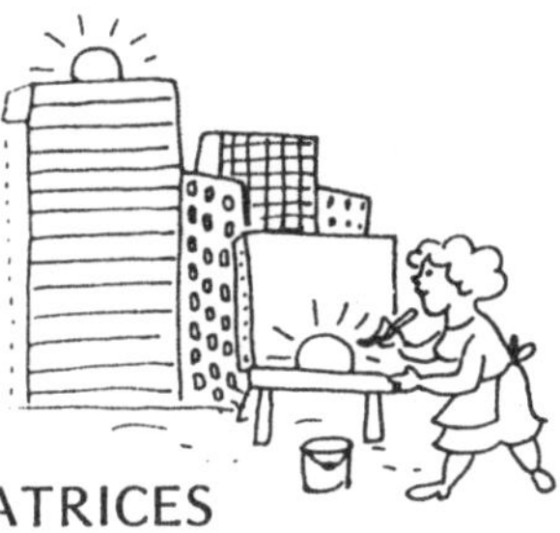

7.9. LES ACTIVITÉS CRÉATRICES

Le temps habituellement consacré à la préparation des repas, à leur consommation et à leur digestion peut être consacré à des activités créatrices : dessin, peinture, modelage, poésie, etc. Une mention particulière est à faire pour le chant et l'expression vocale libre (bruits, sons, rires, pleurs, cris, etc.) qui sont des moyens remarquables de détente et d'équilibration. Ils assurent en outre un puissant massage réflexe de l'intérieur de la bouche et du palais. Pour «recharger ses batteries», il est préférable de choisir des activités donnant le maximum de liberté à la créativité et à la spontanéité dans des techniques déjà connues.

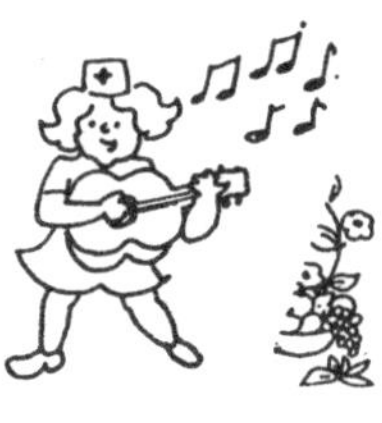

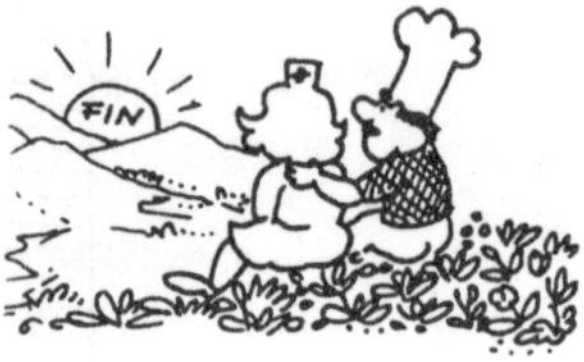

8.

CONCLUSION

La santé est un travail d'équipe, une collaboration étroite entre notre corps et nous-même.

Notre organisme met à notre disposition des mécanismes d'une précision et d'une subtilité qui dépassent tout ce que nous pouvons imaginer (notre système nerveux, par exemple, représente un ensemble de communications bien plus complexes qu'un réseau téléphonique qui relierait chaque habitant du globe à tous les autres...).

Nous ne connaissons encore qu'une minime partie des secrets de notre corps.

Notre corps nous informe, par des sensations agréables ou désagréables, de la façon dont nous le traitons. Nous pouvons apprendre - en étant attentif à ses messages - à vivre toujours plus harmonieusement avec nous-même et le monde qui nous entoure.

L'apprentissage de la santé passe par la connaissance des moyens de détoxication et par la création d'une nouvelle relation avec soi-même fondée sur l'expérience du bien-être physiologique et psychologique naturel.

Pour beaucoup de gens, il est difficile de se représenter cet état. Nous avons tellement pris l'habitude d'un «mal-être» léger qu'on finit par le croire normal.

De nombreuses personnes toutefois ont tenté l'apprentissage d'une meilleure santé. Elles ont vu disparaître ces mille et un symptômes qui perturbaient leur existence ; elles ont découvert un nouvel art de vivre, fait de bien-être, d'adaptabilité, de spontanéité, de créativité et de gaieté !

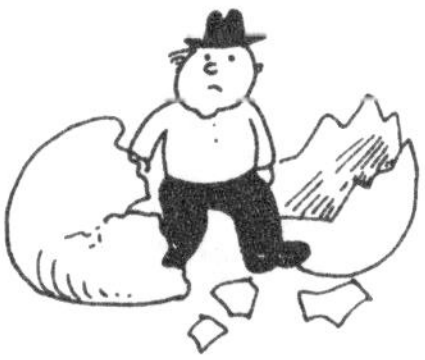

CHACUN PEUT
SE LIBÉRER DU PASSÉ,
DÉCOUVRIR LA SANTÉ
ET ENSOLEILLER SA VIE !

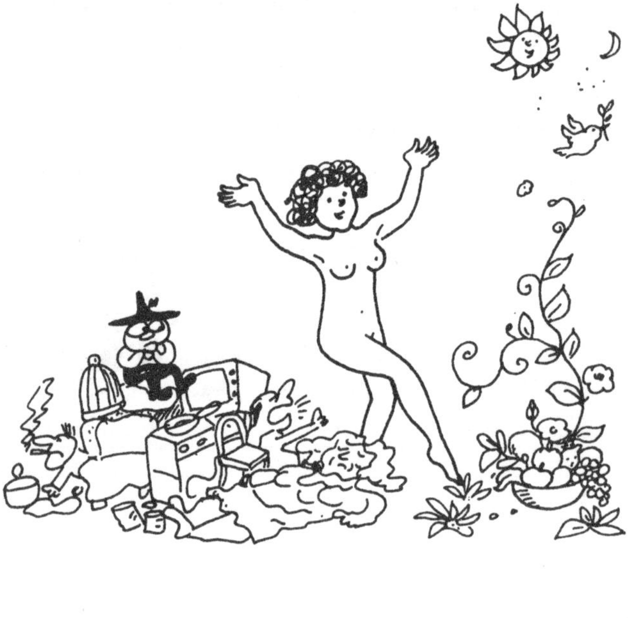

RÉFÉRENCES BIBLIOGRAPHIQUES

Les données de cet ouvrage correspondent à une vaste somme de travaux, d'études, d'expériences et d'observations effectuées depuis des siècles dans tous les pays du monde.

Ces informations sont à votre disposition à la BIBLIOTHEQUE SOLEIL, 32 avenue Petit-Senn, CH - 1225 CHENE-BOURG, à Genève.

Puissent-elles vous inciter à développer, par des expériences personnelles, votre santé et votre joie de vivre !

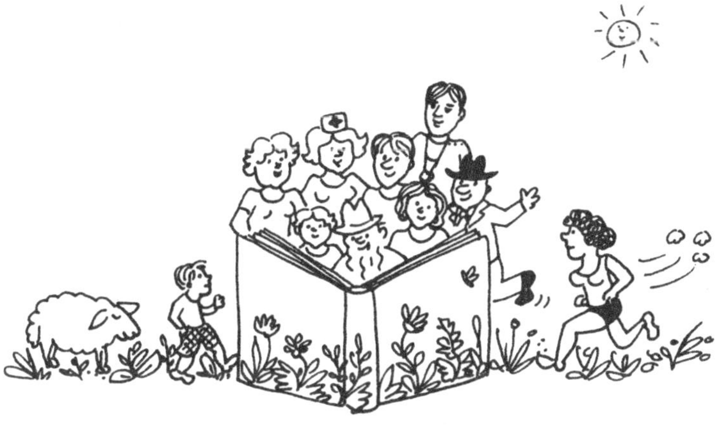

APPRENDRE A SE NOURRIR

Docteur Soleil

Les informations contenues dans ce livre ont pour but de montrer une direction : l'apprentissage d'une alimentation vivante et variée, libérée de la contrainte et de la culpabilité.
En simplifiant notre alimentation, en faisant une large place aux aliments vivants, nous dépolluons notre organisme et réveillons l'intuition profonde qui nous guide vers toujours plus de vitalité, d'équilibre et de joie de vivre.
Plus nous osons changer nos habitudes et faire des expériences nouvelles, plus notre capacité de vie s'élargit.

Format 13,5 x 20,5 - 132 pages - abondamment illustré - couverture couleur

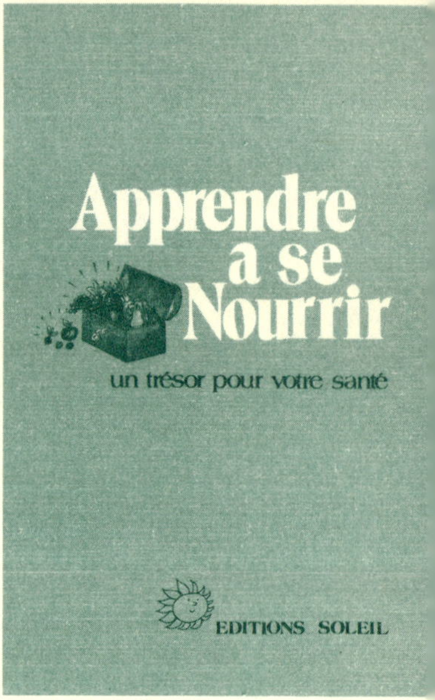

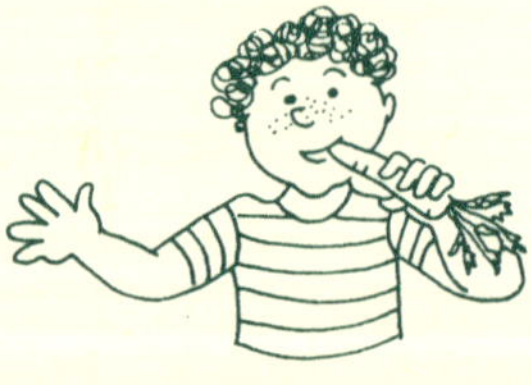

UNE SYNTHÈSE CLAIRE DE TOUTES LES ÉCOLES DIÉTÉTIQUES, PRÉSENTÉE PAR L'ÉQUIPE DES COLLABORATEURS DE LA FONDATION SOLEIL. LE FRUIT DE 10 ANS DE TRAVAIL COMMUN.

«FAITES DE VOTRE ALIMENTATION UN PLAISIR CONSTANT : MANGEZ PARFOIS SELON LES HABITUDES ACQUISES ET SAVOUREZ LE PLAISIR DU CONNU. A D'AUTRES MOMENTS, FAITES L'APPRENTISSAGE DE NOUVELLES FAÇONS DE VOUS NOURRIR EN EXPLORANT LES RESSOURCES DE LA NATURE.»

APPRENDRE A FAIRE GERMER DES GRAINES ET A CULTIVER DE JEUNES POUSSES

Docteur Soleil

.es graines germées et les jeunes pous-
;es sont de remarquables « aliments de
;anté ». Par leur richesse en vitamines,
ninéraux, oligo-éléments, acides ami-
1és, enzymes et autres substances biolo-
giques actives, elles corrigent les caren-
ces provoquées par l'alimentation
noderne, dénaturée par les procédés
ndustriels. En introduisant dans son ali-
nentation des graines germées et des
eunes pousses, il devient plus facile de
concilier le mode de vie actuel avec le
naintien d'une bonne santé.
.es graines germées permettent d'éviter
'excès de produits animaux qui ruine la
;anté des pays occidentaux. Elles assu-
ent à tout âge un équilibre alimentaire
parfait pour un très faible coût.
Ce livre est un guide pratique, illustré
avec humour, qui vous apprend à créer
in jardin dans votre cuisine..

'ormat 13,5 x 20,5 - 128 pages - abondamment illustré - couverture couleur

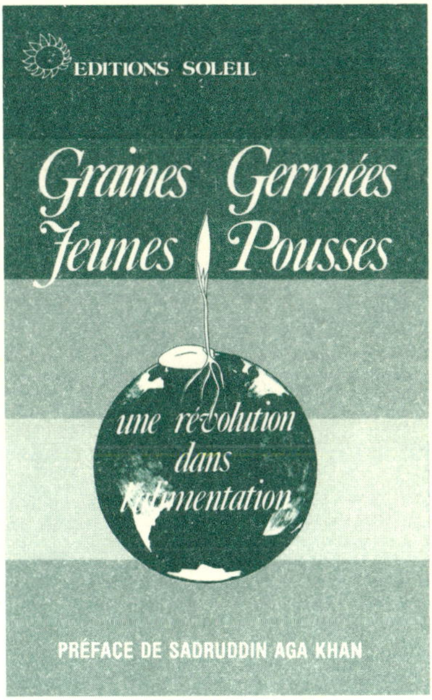

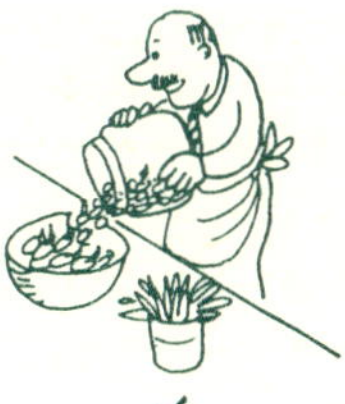

LA MINI- RÉVOLUTION MÉNAGÈRE...

LES ALIMENTS LES PLUS RICHES EN ÉNERGIE SOLAIRE AVEC LESQUELS ON PEUT NOURRIR 20 FOIS PLUS DE GENS QU'AVEC UNE ALIMENTATION CARNÉE.

LES RESSOURCES PRODIGIEUSES DE SUPER-ALIMENTS QUI FONT ENTRER LA NATURE CHEZ VOUS!

APPRENDRE A MASSER LES PIEDS

Docteur Soleil

Découvrez le plaisir d'avoir des pieds vivants!
Délivrés de leurs tensions, vos pieds stimuleront de façon réflexe la vitalité de tout votre corps.
Massez vos pieds, ceux de votre conjoint, de vos enfants et de vos amis. Partagez avec eux les trésors de bien-être et de santé qu'apportent ces massages.
Cet ouvrage montre comment apprendre facilement et agréablement les techniques de massage de détente, de réflexologie, d'acupressure et de massage intuitif des pieds.

Format 13,5 x 20,5 - 112 pages - abondamment illustré - couverture couleur

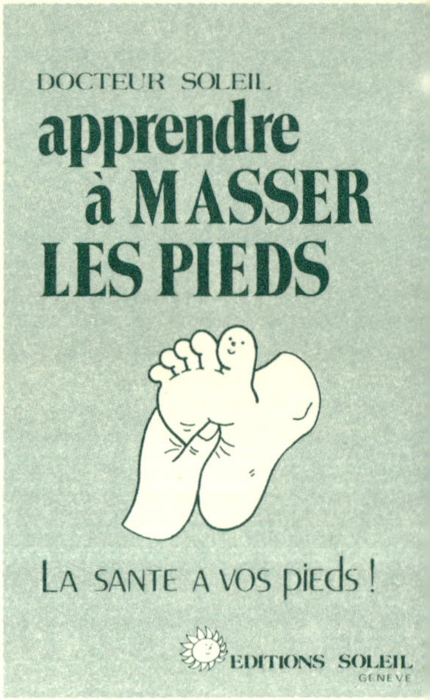

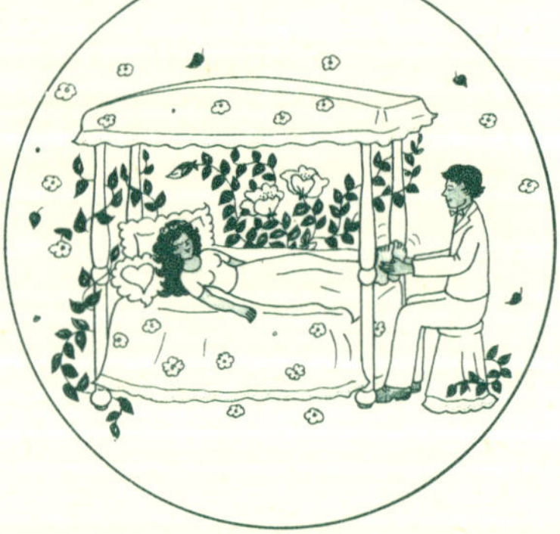

FAITES UN MASSAGE DES PIEDS A VOTRE CONJOINT : IL (OU ELLE) SERA SÉDUIT!

NOS PIEDS, CES GRANDS OUBLIÉS DE LA VIE MODERNE AVEC DES PIEDS RÉGÉNÉRÉS, ÉPOUSEZ LA SANTÉ!

APPRENDRE A MIEUX VOIR

Dr Soleil et M. Brofman

En cas de troubles visuels, la plupart des gens pensent que le port de lunettes est la seule solution! Le but de cet ouvrage est de montrer les multiples moyens par lesquels chacun peut améliorer sa vue, progressivement et facilement.

En modifiant quelques-unes de vos habitudes de vie, en pratiquant quelques exercices simples de gymnastique oculaire, en comprenant les processus psychologiques par lesquels vous "vous empêchez de voir", découvrez comment vous pouvez cesser de mal voir et apprécier toujours plus le spectacle du monde qui vous entoure.

Format 13,5 × 20,5 - 136 pages - abondamment illustré - couverture couleur

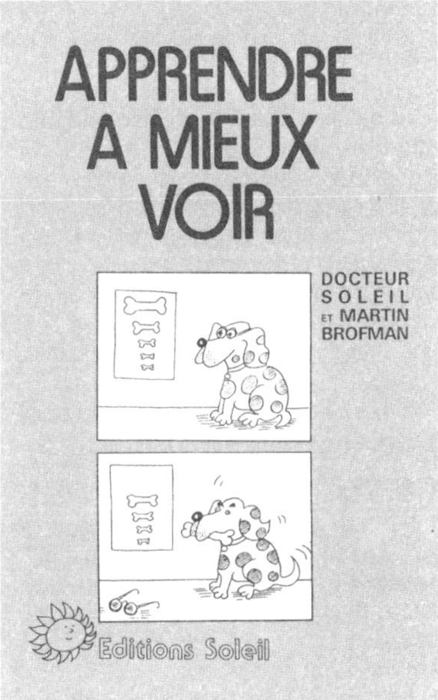

AVEC CES TECHNIQUES, DES MILLIERS DE GENS SE SONT DÉLIVRÉS DE LEURS TROUBLES VISUELS. VOUS POUVEZ FAIRE COMME EUX!

AMÉLIORER SA VUE : C'EST POSSIBLE
C'EST FACILE
C'EST PASSIONNANT!

LA POLARITÉ, VOS MAINS GUÉRISSENT

Richard Gordon

L'équilibrage de la polarité est reconnu comme l'un des outils les plus puissants dans l'approche holistique de la santé. Cette technique est facile à apprendre, subtile et cependant incroyablement efficace. En utilisant les courants de force du corps, chacun peut aider son prochain à relâcher les blocages énergétiques qui sont à l'origine des troubles physiques et psychiques.

Format 13,5 x 20,5 - 160 pages : illustré

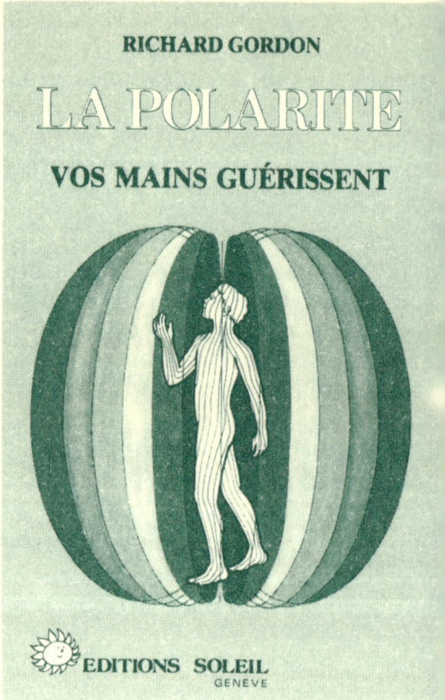

Extrait :

Les applications de cette méthode

Sans trop approfondir, il est facile de suggérer des applications de l'équilibrage énergétique polarisant conduisant à la fois à une amélioration de la santé individuelle et de la santé sociale.

En voici quelques-unes :

- En famille, en tant que pratique préventive.
- Dans la pratique médicale, avant et après un traitement classique.
- Dans les hôpitaux, dans le but d'amoindrir la souffrance et surtout l'anxiété des malades.
- Dans les hôpitaux psychiatriques, dans les prisons, partout où des gens sont involontairement confinés dans un espace trop réduit.
- Dans les écoles, comme facteur fondamental de l'éducation, et aussi en relation avec l'apprentissage du secourisme. Au lieu de punir les enfants turbulents, les enseignants devraient savoir proposer une séance commune d'équilibrage énergétique.

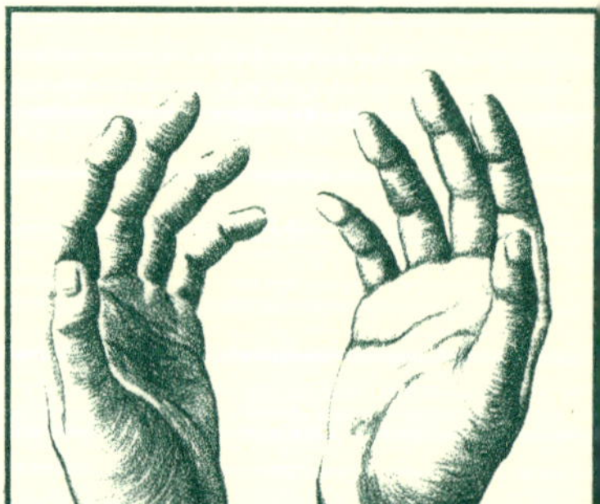

L'ÉNERGIE QUI COULE A TRAVERS VOS MAINS... UNE SOURCE INÉPUISABLE DE BIEN-ÊTRE ET DE SANTÉ !

VACCINER NOS ENFANTS

Docteur Françoise Berthoud

INTRODUCTION

Faut-il encore croire aux vaccins? Devons-nous encore faire vacciner nos enfants?

Ces questions sont de plus en plus discutées et, pour aborder le sujet, nous avons réuni trois personnages aux avis différents et même opposés. Ces trois personnages sont des femmes médecins. Nous ne pouvons pas les faire dialoguer, car elles donnent souvent l'impression de ne pas parler la même langue. Elles répondront donc chacune à leur tour à un certain nombre de questions.

Seringue est une pédiatre tout à fait traditionnelle.

Doute a suivi le même cheminement professionnel que la première, mais elle possède un esprit critique très prononcé.

Nature a aussi, il y a plusieurs années, pratiqué la médecine de façon classique; puis, déçue par cette manière d'aborder la maladie, elle s'est intéressée à l'homéopathie et à d'autres médecines douces.

En dépit de leur aspect caricatural, Seringue, Doute et Nature représentent des médecins existant réellement...

Ce livre n'a en aucun cas la prétention d'être complet et de tout dire. Nous ne cherchons pas à convaincre, mais à rendre attentif aux motifs sous-jacents, aux attitudes diverses et souvent opposées que l'on rencontre dans ce domaine.

Format 13,5 x 20,5 - 104 pages - couverture couleur

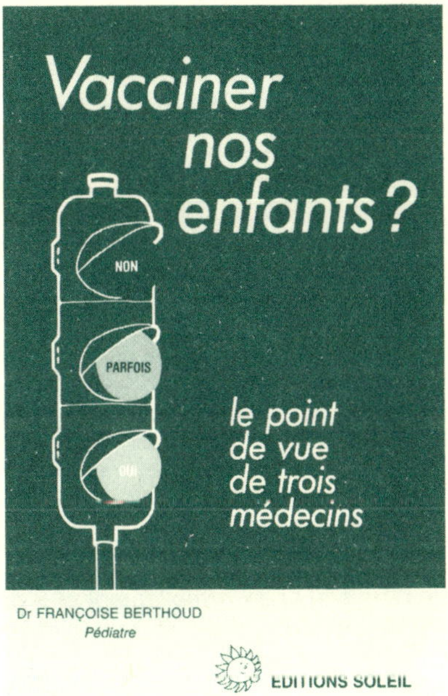

DES INFORMATIONS CLAIRES POUR FACILITER VOS CHOIX PERSONNELS.

« IL N'Y A PAS UNE SEULE VÉRITÉ, LE VRAI EST CE QUI EST VRAI POUR TOI ».
(Proverbe chinois)

LA VISUALISATION CRÉATRICE

S. Gawain

Ce manuel explique comment utiliser des techniques simples de visualisation, de méditation, d'affirmations positives et de conscience claire pour transformer tout ce qui, dans notre vie, nous empêche d'être heureux et en parfaite santé à chaque instant. En apprenant à faire le contact avec nos ressources personnelles profondes, nous pouvons faire des miracles !

Format 13,5 × 20,5 - 160 pages - abondamment illustré - couverture couleur

"J'aime me considérer comme une artiste, et ma vie est mon plus grand chef-d'œuvre. Chaque instant est créateur, et ainsi chaque instant renferme d'infinies possibilités. Je peux continuer à faire les choses comme je les ai toujours faites, mais je peux également choisir la différence, essayer quelque chose de nouveau et de virtuellement plus gratifiant. Chaque instant offre de nouvelles possibilités et demande un nouveau choix.

C'est vraiment un jeu merveilleux que nous jouons tous, une forme d'art grandiose...".

Shakti Gawain

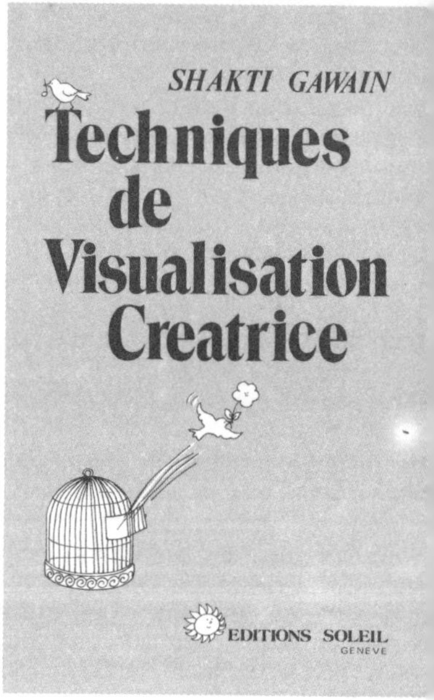

LORSQUE JE M'EXAMINE ET QUE JE CONSIDÈRE MON MODE DE PENSÉE, J'EN VIENS A LA CONCLUSION QUE L'IMAGINATION A TENU PLUS DE PLACE DANS MA VIE QUE MON APTITUDE A ABSORBER DES CONNAISSANCES POSITIVES.

Albert Einstein

CE LIVRE EST DEVENU, AUX U.S.A., UN FANTASTIQUE BEST-SELLER ! IL MONTRE AU LECTEUR COMMENT UTILISER SON IMAGINATION CRÉATRICE POUR CRÉER LUI-MÊME BONHEUR ET PROSPÉRITÉ !

VAINCRE PAR LA SOPHROLOGIE

Dr Raymond Abrezol

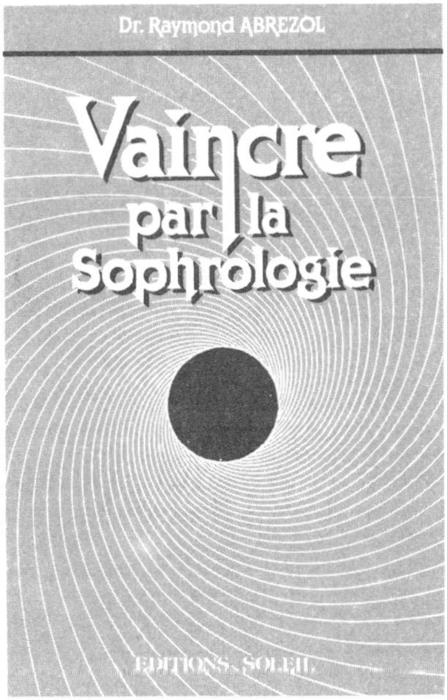

Le Dr Abrezol enseigne la sophrologie depuis de nombreuses années. Il s'est fait en particulier connaître grâce aux remarquables résultats obtenus par cette méthode dans le cadre du sport de compétition. Il anime de multiples séminaires pour le corps médical (sophrologie, thérapeutique) ou pour le public (sophrologie de bien-être).

Ce livre est essentiellement pratique. Il permet au lecteur de comprendre facilement ce qu'est la sophrologie. Il lui propose des exercices simples pour parvenir à des niveaux de conscience profonds où la peur n'existe plus. A ces niveaux se révèlent d'insoupçonnables ressources individuelles capables de vaincre toutes les difficultés.

L'auteur montre, d'une façon vivante et claire, comment devenir responsable de son équilibre de santé. Il aborde les grands problèmes de la vie dans l'optique d'une application immédiate et aisée des principes de la sophrologie.

Format 13,5 × 20,5 - 192 pages - illustré - couverture couleur

Avec une préface du Docteur Alfonso Caycedo et une postface du Docteur Roland Cahen.

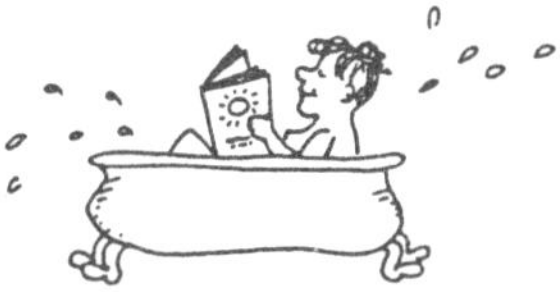

POURQUOI ÊTRE VICTIME DU STRESS QUAND ON PEUT APPRENDRE A VIVRE EN DÉTENTE?

LA SOPHROLOGIE, UNE TECHNIQUE MERVEILLEUSE POUR VAINCRE SES PEURS ET SES PROBLÈMES

VIANDE ET SANTÉ

Dr John A. Scharffenberg

Facteurs de risque
Diminution de l'espérance de vie
due à l'artériosclérose et au cancer
Importance proportionnelle des divers facteurs

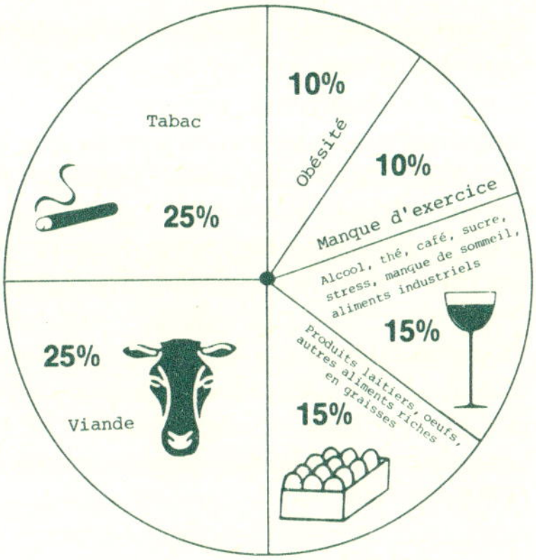

Des évidences scientifiques qui permettent de se délivrer du «mythe des protéines animales» et de faire une plus large place aux végétaux dans l'alimentation. Par des expériences progressives, chacun peut se libérer des troubles de santé liés aux habitudes occidentales et découvrir le bien-être qui découle inévitablement d'une alimentation en harmonie avec les besoins réels de son corps.

Format 13,5 x 20,5 - 124 pages - illustré - couverture couleur

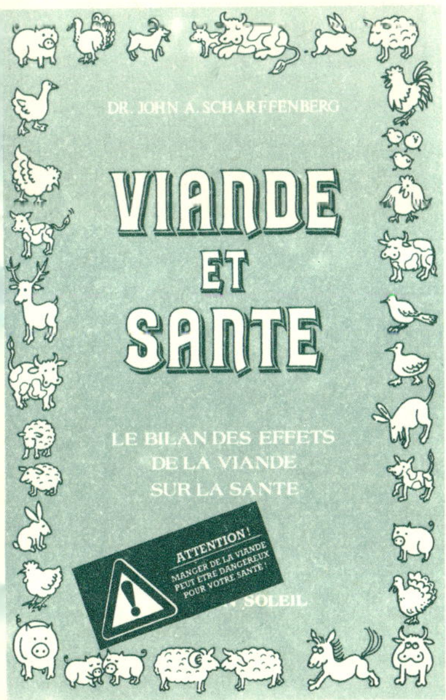

La viande, en tant qu'aliment pour l'être humain, présente tant d'inconvénients qu'il est impossible de les discuter tous en détail ici. Je me contenterai de décrire brièvement les principaux problèmes qu'entraîne l'usage alimentaire de la viande en montrant, grâce à des études scientifiques, la réalité et la gravité de ces problèmes et en fournissant quelques éléments fondamentaux permettant aux personnes intéressées de poursuivre des recherches plus approfondies. Je suggérerai également les moyens pratiques que l'on peut mettre en œuvre pour améliorer ses habitudes alimentaires et diminuer les facteurs de risques envers les maladies de civilisation qui sont responsables d'un si grand nombre de décès dans notre société moderne.

Dr John A. Scharffenberg

ÉCRIT PAR UN PROFESSEUR DE NUTRITION, UN LIVRE QUI APPORTE DES PREUVES IRRÉFUTABLES SUR LES DANGERS D'UNE ALIMENTATION RICHE EN VIANDE.

UTILISE CE QUE TU ES

Fun-Chang

Un empereur de Chine s'interroge sur le sens de la vie.
Il rencontre un vieux sage qui l'incite à élargir son champ de conscience et à entrevoir des aspects étonnants des civilisations qui se succèdent sur la terre.
L'empereur apprend à ne plus se compliquer l'existence par des élucubrations mentales pour « utiliser ce qu'il est » à chaque instant. Au lieu de vivre dans le passé ou le futur, il découvre ce que signifie VIVRE LE MOMENT PRÉSENT !

Format 13,5 x 20,5 - 90 pages - abondamment illustré - couverture couleur

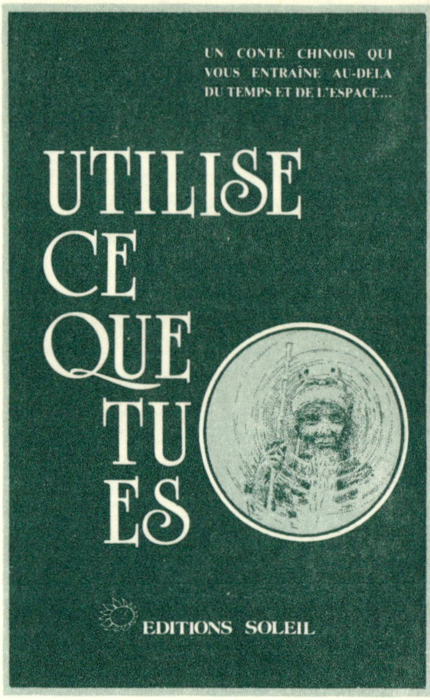

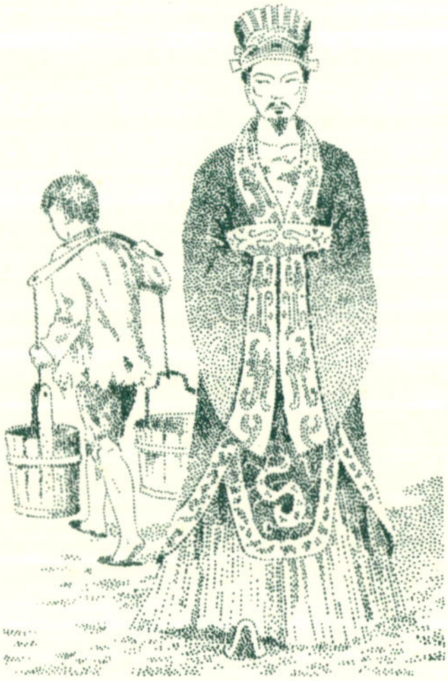

LE VIEUX SAGE DIT A L'EMPEREUR : « TA PENSÉE EST LIMITÉE. POURTANT TOUT CE QUE TU ES CAPABLE D'IMAGINER PEUT EXISTER. IL N'Y A RIEN QUI SOIT IMPOSSIBLE. »

UN CONTE CHINOIS DANS LA LIGNE DU PETIT PRINCE DE SAINT-EXUPÉRY OU DE JONATHAN LE GOÉLAND DE R. BACH

LA VIE BIOGÉNIQUE

Edmond Bordeaux Szekely

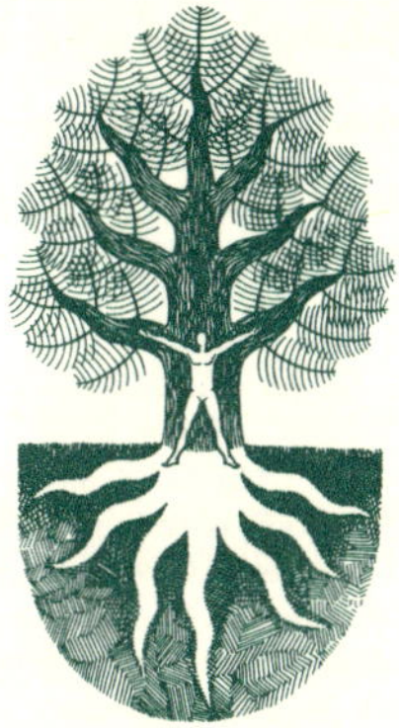

L'ARBRE DE VIE ESSÉNIEN

Le Docteur Bordeaux-Szekely découvrit, dans les archives du Vatican, le manuscrit de l'Évangile essénien de la Paix, qu'il publia en français en 1928. Romain Rolland lui écrivit alors : « Ce texte, d'une sublime élévation, est un hymne à la vie universelle et à la solidarité de tous les êtres vivants". Il convainquit Edmond Bordeaux-Szekely d'écrire un livre pour enseigner la sagesse des Esséniens en ce siècle turbulent .

Ainsi parut en français la première version de "La Vie Biogénique". Par la suite, le Docteur Bordeaux créa, en Californie du Sud, un centre de santé qui mit en pratique les traditions esséniennes pendant plus d'un tiers de siècle. Ses livres, cours et séminaires furent l'une des sources du mouvement de santé holistique qui se développa aux U.S.A.

En 1977, il écrivit en anglais, "The Essene Way, Biogenic Living" qui reparaît maintenant en langue française, porteur d'un enseignement de santé et d'harmonie exceptionnel.

Ce livre se compose de trois parties :

- "L'enseignement essénien" explique les principes de vie et de sagesse des Esséniens.
- Un extrait de "L'Évangile de la Paix selon saint Jean".
- "La Vie Biogénique" regroupe des conférences données par le docteur Bordeaux pour montrer comment on peut appliquer de nos jours l'enseignement essénien.

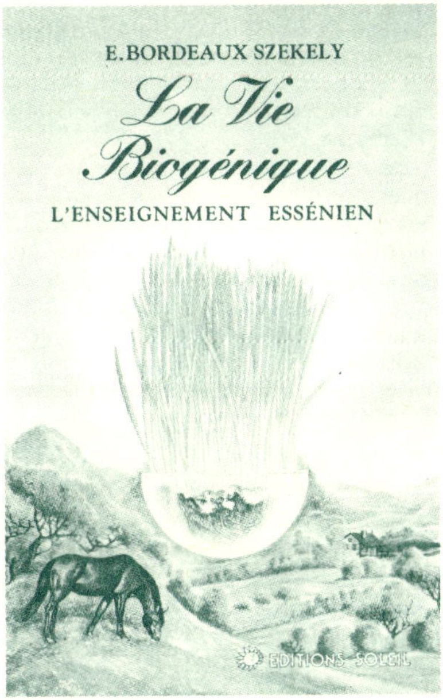

Format 13,5 x 20,5 - 184 pages - illustré - couverture couleur.

CE LIVRE CONTIENT LES SECRETS DE LA SAGESSE ANCIENNE ET LES MOYENS PRATIQUES DE LES APPLIQUER A NOTRE ÉPOQUE, AFIN DE FAIRE RÉGNER, DANS SA VIE QUOTIDIENNE, ÉQUILIBRE, HARMONIE ET SANTÉ.

VIVRE EN HARMONIE AVEC L'UNIVERS

E. Bordeaux Szekely

Cette traduction des quatre tomes de l'Évangile essénien nous met en contact avec l'une des sources les plus profondes de la sagesse universelle.

L'Église des premiers siècles, soucieuse d'accroître sa puissance temporelle, supprima de l'ensemble des textes connus aujourd'hui sous le nom de "La Bible", tous les écrits de la tradition essénienne.

Découvrir, à partir de 1945, les manuscrits de la Mer Morte, c'était aussi redécouvrir ces principes d'une étonnante simplicité, situés à l'opposé d'une spiritualité purement cérébrale. Ils donnent à chacun les moyens de se délivrer des souffrances et des maladies, des peurs et de l'étroitesse d'esprit, pour devenir l'artisan conscient d'un bonheur de vivre en constante expansion.

En cette fin de vingtième siècle, où vie collective et vie individuelle sont appelées à d'intenses transformations, puisse chaque lecteur trouver des résonances entre sa propre sagesse intuitive et la sagesse essénienne qui l'invite à vivre délivré des conflits, des peurs et des maladies.

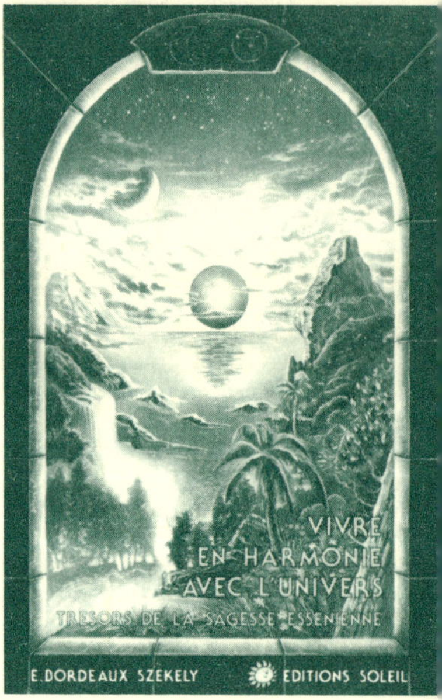

Format 13,5 x 20,5 - 328 pages - abondamment illustré - couverture couleur

Extrait : *"Ensuite, le fils de l'homme cherchera la paix avec ses propres pensées pour que l'ange de la sagesse puisse le guider. Car il n'y a pas de plus grand pouvoir dans le ciel et sur la terre que les pensées du fils de l'homme. Bien qu'invisible aux yeux du corps, chaque pensée possède une force si puissante qu'elle pourrait ébranler les cieux. Ne croyez pas que la pensée n'a pas de pouvoir parce qu'elle est invisible. En vérité je vous le dis, la foudre qui fend le chêne majestueux ou le tremblement de terre qui ouvre des crevasses dans le sol ne sont que des jeux d'enfants en comparaison de la puissance de la pensée".*

LA LOI DONT PARLENT LES ESSÉNIENS N'EST PAS UNE LOI RELIGIEUSE DOGMATIQUE ET FIGÉE, MAIS L'INTUITION DE VIE QUI RÉSIDE EN CHACUN ET LUI APPREND A VIVRE EN HARMONIE AVEC L'UNIVERS.